Die Pest zu Wien
und
die Augustinlegende

Die Pest zu Wien

und

die Augustinlegende

Von

Richard Krafft-Ebing, Matthias Fuhrmann,

Josef Schwerdfeger

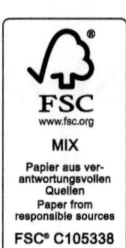

Impressum.

© 2020 Conrad Thiess (Hrsg. u. Bearb.)

Herstellung und Verlag: BoD – Books on Demand, Norderstedt.

ISBN: 978-3-75194-470-0

Inhalt.

1. Teil.

Zur Geschichte der Pest in Wien,

von

Richard Krafft-Ebing

Vorwort.

DAS Leben des einzelnen Menschen oder das einer Generation stellt einen unendlich kleinen Zeitabschnitt des Bestehens der Menschheit als Ganzes dar. Die Naturwissenschaft hat den Erfahrungssatz aufgestellt, daß die Möglichkeit der Lebensdauer der Menschen wie der Tiere sich nach der Zeitdauer richtet, welche sie zur Erreichung ihrer Wachstumsreife benötigen. Da dieser Zeitraum beim Menschen ungefähr 20 Jahre beträgt und da die Lebensfähigkeit das Vier- bis Fünffache der Entwickelungszeit ausmacht, ergibt sich die Möglichkeit der Dauer eines Einzellebens von der Wiege bis zum Grabe von 80 bis zu 100 Jahren. Wie wenig Menschen diese ihnen von der Natur gesteckte Lebensgrenze erreichen, ist genugsam bekannt. Zu jeder Zeit auf unserem Lebensweg umlauern uns Todesgefahren – die tückischsten und gefährlichsten Feinde des Menschen sind jedenfalls kleine Lebewesen, die unsichtbar in den Körper eindringen, sogenannte Infektionskrankheiten hervorrufen und mit Vernichtung bedrohen. Für einige dieser Krankheiten, wie z. B. Tuberkulose, Diphtherie, Typhus u. a. sind die Keime zu denselben fast überall und beständig zugegen; manche andere Krankheitserzeuger finden, wie z. B. die der Cholera, in Europa nicht ihre Entstehung und es bedarf einer Einschleppung derselben aus fernen Ländern, um sie den Europäern verderblich werden zu lassen. Vermöge ihrer äußerst großen Ansteckungsfähigkeit und Übertragbarkeit sind sie aber dann meist im Stande, in Gestalt von Epidemien gleich Massen von Menschen dahin zu raffen. Ein Triumph der medizinischen Wissenschaft ist es, die Ursachen solcher Infektionskrankheiten erforscht und damit Mittel zu ihrer Abwehr ausfindig gemacht zu haben. Der Lehre von den Ursachen der Krankheiten und ihrem neuesten Wissenszweige, der sogenannten Bakteriologie, der Gesundheitspflege und der aus ihr hervorgehenden Sanitätsgesetzgebung und Sanitätspolizei kommt der Ruhm zu, Krankheiten erfolgreich zu bekämpfen und zu verhüten, gegen welche vergangene Jahrhunderte machtlos waren. Aus Irrtum und Aberglauben heraus hat die fortschreitende Zivilisation und Wissenschaft die Erkenntnis und Fähigkeit gefunden, der furchtbarsten Feinde menschlicher Existenz sich zu erwehren, das Sterblichkeitsprozent erheblich zu vermindern und die mittlere Lebensdauer bedeutend zu erhöhen. Einer der schrecklichsten Bedränger der Menschheit in vergangenen Jahrhunderten war eine der „schwarze Tod" im Norden Europas, in Italien „das große Sterben" („la mortalega grande") genannte Seuche, welche anläßlich ihres Wütens in Europa im 14. Jahrhundert, obwohl sie nicht überall hindrang, 75 Millionen Menschenleben vernichtete, indem Ende dieses Jahrhunderts von 100 Millionen nur noch 25 übrig waren. Der tiefe Stand der Gesundheitspflege, das Zusammengedrängtsein der Menschen in festen Plätzen, die Unkenntnis der Ursachen dieser Seuche und damit die Hilflosigkeit der Bevölkerungen dieser Gefahr gegenüber, mögen schuld an dieser entsetzlichen Sterblichkeit gewesen sein, durch welche das öffentliche Leben außer Rand und Band geriet, Familien und Staaten sich aufzulösen drohten, Geistesepidemien (Geissler) entstanden und schreckliche Verfolgungen der Juden, als der vermeintlichen Urheber dieser Seuche, die Menschheit schändeten. Man glaubte nämlich allen Ernstes, die Juden hätten die Brunnen vergiftet auf Geheiß geheimer Vorsteher in Toledo, welche das Gift des schwarzen Todes aus dem Orient bezögen, oder es auch selbst aus Spinnen, Eulen u. a. giftigen Tieren bereiteten. Daß die Juden, z. B. in Wien und Goslar, noch mehr unter der Seuche litten als die Christen, konnte diesen Irrwahn nicht erschüttern. Die Folter erpreßte gewünschte Geständnisse, gelegentlich fand man auch angebliche Giftbeutel in Brunnen, von Christen hineingetan, um Mord und Plünderung herbeizuführen. Vergebens eiferte Papst Clemens in Bullen gegen diesen Wahn und bemühte sich Kaiser Karl IV. die unglücklichen Juden zu schützen. Sie wurden ersäuft, verbrannt, in Straßburg z. B. allein und auf einmal 2000 auf ihrem Begräbnisplatz. In Städten, wo keine Juden waren, beschuldigte man die Totengräber der Brunnenvergiftung! Nur eine befriedigende Kunde enthalten die Chroniken aus jenen schrecklichen Zeiten – die aufopfernde Pflege der Erkrankten durch barmherzige Schwestern und durch geistliche Orden, unter welchen sich besonders die Franziskaner hervortaten. Auch die Hauptstadt des Habsburgischen Reiches, unser schönes Wien, war von der Pestepidemie besonders schwer heimgesucht, so schwer, daß man allenthalben vom „wienerischen Tod" sprach und im 15. Jahrhundert das Sprichwort aufkam: „Vienna ventosa aut venenosa" (in Wien herrscht Wind oder die Pest). Es gewährt ein nicht geringes kulturgeschichtliches wie auch rein menschliches Interesse, an der Hand von Chroniken und Pestordnungen die Geschichte der einzelnen Wiener Pestepidemien miteinander zu vergleichen. Es sei mir gestattet, in kurzen Zügen die Heimsuchungen früherer Generationen der Wiener Bevölkerung durch die furchtbarste aller Seuchen zu beleuchten und aufzuzeigen, wie es in der sogenannten guten alten Zeit den Vorfahren ergangen ist. Den Unterschied zwischen einst und jetzt möge der geneigte Leser sich selbst am Schlusse dieser Zeilen vergegenwärtigen.

---

1. Kapitel.

Geschichte der ersten großen Pest in Wien von Ostern bis Michaeli 1349.[1]

DIE Seuche kam vom Mittelmeer, aus dem längst infizierten Ägypten und Italien, welch letzteres Land über die Hälfte seiner Bewohner verlor. Sie verbreitete sich über Dalmatien, Triest, Udine, Villach über Österreich. Gegen Ostern 1349 brach die Pest in Wien aus. Sie traf Obrigkeit und Bürger ganz unvorbereitet, breitete sich ungeheuer rasch in der von hohen Festungsmauern umgebenen, in ihren Gesundheitsvorkehrungen höchst primitiven und von Menschen überfüllten Stadt aus. Ich folge den Worten einer Chronik, indem ich berichte: -

„Da wurde das Sterben in allem Österreich gar groß, ganz besonders zu Wien, also daß man alle Leut, arm und reich, mußte legen in den Gottesacker zu St. Coloman. Und starben soviel Leut, an einem Tag 1200 Leichen, so da gelegt wurden in den Gottesacker; und waren daselbst 6 Gruben gegraben bis auf das Wasser, und man legte in die eine Grube 14.000 Leichen, ohne die, die heimlich begraben wurden in den Klöstern und den anderen Kirchen. Der Herzog (Albrecht) floh aus der Stadt gen Purkersdorf und verbot, daß man Niemand durfte legen auf die Freithöf überall in der Stadt. Und auch viel Leut' flohen aus der Stadt, deren viel auf dem Land starben. Und auch zeigte sich die Sterblichkeit an den Leuten also: an welchen Leuten sich rothe Sprinkel oder schwarze erhoben, die starben alle an dem 3. Tag, und auch entsprangen den Leuten Drüsen unter den Achseln, die starben nahe alle an dem 3. Tag. Es war auch der Jammer so groß, daß die Leute barfuß kirchfahrten gingen und thaten

---

[1] Vgl. Fuhrmann, Alt- und Neu-Wien. Wien 1738, S. 544 (eingehende Darstellung der Seuche nach der „teutschen Chronik".

große Gebet. Das half alles nichts. Auch war manches Haus dort zu Wien, wo siebzig Menschen ausstarben und auch mehr, also daß manches Haus öd stund, daß die Leute alle todt daraus waren. Und wie viel Gut und Erbe ward so erblos, daß Niemand war, der sich sein unterwand; die Leute sagten, sie hätten gar genug, sollten sie nur leben. Und wie groß die Sterblichkeit war, konnte man die Wahrheit nie erfahren. Der Lai-Pfaffen (Welt-priester) starben soviel, daß zu St. Stephan allein ihrer starben 54."

Nach anderen Quellen betrug die Zahl der Toten in dieser ersten Wiener Pestepidemie täglich 480 bis 720, vorübergehend bis zu 900. Die Gesamtsumme der Opfer der Epidemie von Ostern bis Michaeli wird auf 40.000 berechnet (vgl. Pertz XI, 829).

Daraus läßt sich der Schluß ziehen, daß Wien damals rund 80.000 Einwohner gehabt haben mag, wenigstens weiß man, daß überall, wo diese Seuche wütete, die Hälfte der Bevölkerung ihr erlag. So starben z. B. in Florenz 90.000 Menschen an der Pest (Boccaccio).

Die Not in Wien muß damals groß gewesen sein. Jeglicher Handel und Wandel stockte. Eine schwere Teuerung entstand. Es fehlte allenthalben an Arbeitskräften. Man hatte nicht einmal Siechknechte genug, um die Toten zu begraben, weshalb diese wichtige sanitäre Maßregel eine Verzögerung erfuhr und tage-lang die Toten in den Häusern und Straßen dalagen. Aus Mangel an Geistlichen konnte nur in wenig Kirchen noch die heilige Messe gelesen werden. Auf den Feldern und in den Weinbergen bot die Natur eine gesegnete Ernte, aber es fehlte an Händen, sie einzubringen, so daß der größte Teil der Früchte zugrunde ging.

Die Ärzte standen dieser fürchterlichen Seuche ebenso uner-fahren und machtlos gegenüber wie anderwärts. Geschah es doch erst von 1390 ab, daß an der Wiener Universität ein ei-gentlicher Unterricht in der Heilkunde begann und erst von 1404 ab, daß Zergliederungen menschlicher Leichen vorgenommen wurden.

Man schrieb das Entstehen des „schwarzen Todes" dem Zorn Gottes über die Sünden der Menschen zu und suchte die Erklärung für das Entstehen der Seuche in ungünstigen Konjunktionen der Gestirne. Was sollte da menschliche Kunst dagegen ausrichten? Der Trieb der Selbsterhaltung führte zur Anwendung von Amuletten, Tränklein und Latwergen aus allen möglichen Kräutern. Man vermeinte in kostbaren Mineralien, z. B. Perlen und Edelsteinen Heilkräfte zu finden und verwendete solche zu Arzneien, deren Heilwert man nach ihrem hohen Preise taxierte, gerade wie noch heutzutage Ungebildeten eine recht teure Arznei zu imponieren vermag.

Da man die Ursache des Übels in den Gestirnen suchte, unterließ man die allerwichtigsten und nächstliegenden Maßregeln, um desselben Herr zu werden. Statt Gassen und Gossen zu reinigen, Luft in den engen Straßen zu schaffen, die Kranken von den noch Gesunden zu trennen, die Toten aus der Stadt so rasch als möglich zu entfernen, zu begraben oder noch besser samt Betten, Kleidern und sonstiger Habe zu verbrennen, geschah von dem allem nichts. Die Behörden waren ebenso ratlos wie die Ärzte und das Publikum. Von Pestspitälern gab es damals noch keine Spur. Sterbende und Tote lagen auf den Straßen umher, oft tagelang, bis die Siechknechte sie auf Wagen luden und vor die Stadttore in die Pestgruben schafften. Daß da mancher noch lebend aufgeladen wurde, ist durch die Chroniken verbürgt. Man machte nicht viel Federlesens mit solchen, denn sie waren ja sowieso dem Tode verfallen. Selbst Reichtum war keine Gewähr für Trost und Hilfe auf dem Krankenlager. Da wo die Pest in einem Hause eingezogen war, flohen Familienangehörige und Diener. Geschah es doch im Laufe der Epidemie, daß die Obrigkeit, um der weiteren Ausbreitung der Seuche Einhalt zu tun, das verpestete Haus schloß, Türen und Fenster vernageln ließ, so daß Kranke und Gesunde darin umkamen.

wobei man nicht bedachte, daß mit der späteren Wiedereröffnung ein neuer Seuchenherd vorhanden war.

Als Nachspiel dieser Pest zeigten sich bei den dem Schrecken dieser Seuche ausgesetzt Gewesenen Geistesepidemien. So tauchte wieder die Sekte der Geissler und Flagellanten auf, die schon 1261 sich in Wien bemerklich gemacht hatte. Um den Zorn Gottes zu versöhnen, erschienen sie in Zügen von Hunderten, alt und jung, in langen Mänteln, aber vom Gürtel aufwärts entblößt, die Gesichter mit Kapuzen verhüllt, in der linken Hand eine brennende Kerze, in der rechten eine mit Stacheln versehene Geißel tragend, den nackten Rücken zerbläuend, daß das Blut spritzte und die Haut in Fetzen herabhing, „wehe, wehe" rufend und sich ihrer Sünden anklagend.

In der Phantasie des Publikums wurde die Pest zu einem Gespenst dramatisiert, das man „Pestjungfrau" nannte. Dieses Gespenst brauchte bloß die Hand zu erheben, um das Pestgift auszustreuen. Man sah es in Gestalt einer bläulichen Flamme durch die Luft fliegen, sich von den Lippen der Sterbenden und Toten aus entwickeln.

Andere sahen das Pestgift in Gestalt einer feurigen Kugel daherkommen. So sah man eine solche Kugel (Meteor?) eines Tages über der Stadt schweben. Ein gerade zur Stelle befindlicher Bischof war im Stande, das Unheil durch sein Gebet zu beschwören, so daß es unschädlich in die Erde versank. Es geschah dies am Hause Nr. 9 am alten Fleischmarkt und zum Gedächtnis wurde an diesem Hause ein steinernes Marienbild angebracht (Bermann, Alt- und Neu-Wien, S. 362).

Auch der Wahn, daß die Juden durch Vergiftung der Brunnen die Seuche verschuldet hatten, kam wieder zum Vorschein; Herzog Albrecht wußte mit eiserner Faust diese antisemitische Bewegung niederzuhalten, aber es gelang ihm nicht auf die Dauer. Einige hundert Juden, die auf seiner Veste Kyburg Schutz gesucht hatten, wurden von der wütenden Volksmenge verbrannt.

Ähnlich erging es den Juden in Krems, Stein, Mautern, Mödling und an anderen Orten. König Casimir der Große von Polen gewährte ihnen Schutz in seinen Landen, woher es kommt, daß noch heute dieses Volk so zahlreich in Polen vertreten ist.

Allmählich beruhigten sich die Gemüter wieder. In die vom schwarzen Tod so schwer heimgesuchte Wienerstadt zogen von Nah und Fern neue Bewohner und Handel und Gewerbe feierten ihre Wiedererstehung.

Aber die Ruhe der Bevölkerung wurde in dem 14., 15. und 16. Jahrhundert noch oft durch den unheimlichen Gast gestört und dem Aufblühen der Stadt manche schwere Wunde geschlagen. So trat die Pest neuerlich 1370 und 1381 in Wien auf. Im letzteren Jahre gab es auf dem Stefansfreithof allein 15.000 Leichen zu begraben. Viele Häuser in Wien waren ganz ausgestorben und wurden selbst um billigen Preis oftmals vergebens ausgeboten.

1399 im Spätherbst erfolgte abermals der Ausbruch einer pestartigen Seuche. Sie muß schlimm gehaust haben, denn Ende November wurde die Universität gänzlich geschlossen und viele Tausende aus allen Bevölkerungsklassen suchten ihr Heil in der Flucht, die Seuche weithin verbreitend. In dieser Epidemie zeichnete sich der aus Padua an die Wiener Fakultät berufene berühmte Arzt Marsilius Galeati ganz besonders aus. Er war es auch, der seit 1404 die Anatomie als Lehrgegenstand in Wien einführte und damit den Grund zu einer wissenschaftlichen Erkenntnislehre der Krankheiten des menschlichen Körpers legte. Seinem Einflusse mag es zu danken gewesen sein, daß die Behörden die erste Pestordnung erließen.

In dieser dämmern die ersten richtigen Anschauungen bezüglich der Herkunft der Pest, die man bisher an Ort und Stelle entstanden wähnte, auf. Sie verweisen auf die Einschleppungsgefahr der Seuche durch den Handel aus den Donauländern via Donau und über Ofen und die Pestordnung ordnet besondere Überwachung der fremden Kaufleute, speziell der Türken, Bulgaren, Raitzen und Griechen an.

Vom August 1410 bis Februar 1411 war neuerlich großes Sterben zu Wien. Die Seuche war über Wiener-Neustadt eingedrungen. Die Friedhöfe zu St. Stephan und bei den Schotten reichten bald nicht mehr aus. Leider gestattete man nun die Beerdigung der Toten innerhalb der Mauern der Klöster. Über 1000 Studenten erlagen der Seuche. Auch die Mutter des Thronerben, Herzogin Johanna, fiel ihr zum Opfer und wurde in der Gruft zu St. Stephan beigesetzt. Um den Thronfolger Albrecht V. zu retten, wurde er von Reimprecht von Wallsee und Genossen gegen den Willen des Regenten Herzog Leopold nach Eggenburg in Steiermark entführt. Neue Pestjahre waren 1436, 1521, 1541, 1563, 1570, 1586. Die Epidemien 1541 und 1570 waren wieder sehr mörderische; der dritte Teil der Bevölkerung soll der Seuche damals jeweils erlegen sein. Von da ab bis 1679 war Wien von dieser schrecklichen Heimsuchung verschont.

———

2. Kapitel.

Die große Pest in Wien 1679.

WÄHREND über die zwischen 1349 und 1679 vorgekommenen Pestepidemien in Wien nur spärliche Nachrichten zu Gebote stehen, gewinnt man aus den Schilderungen, welche Abraham a Sancta Clara[2] in seinem Büchlein „Merk's Wien" und Sorbait[3] in seinem „Freundlichen Gespräch über den betrübten und armseligen Zustandt der kayserl. Residenz- und Hauptstadt Wien bei dieser gefährlichen und vorhero nie er hörten Contagion" hinterlassen haben, ein anschauliches Bild des Leidens, das über die Kaiserstadt 1679 hereinbrach. Auch Fuhrmanns Werk enthält von Seite 976 bis 985 eine lesenswerte Darstellung der Seuche. Ich gebe zunächst Abraham a Sancta Clara das Wort, welcher also berichtet:

„Anno 1679 noch in dem anbrechenden Monat Juli stunde obberührte Stadt in schönster Glory, die schöne Residenz und Burg war wirklich von dem römischen Kayser und dessen volkreichen Hofstatt bewohnt, der Adel fast in einer unzehlbaren Menge, nicht ohne kostbare Pracht, frequentirt ganz diensthafft den Hof, von allen Orten und hohen Höffen thäten ab- und zulaufen die eylfertige Curier, absonderlich dazumalen ware mit höchster Verwunderung zu sehen der prächtige Einzug der moscowitischen Gesandtschaft, die in etlichen 100 Personen bestund, wobei das versamblete Volk in den Gassen beederseits wie ein lebendige Ringmauer gestanden und sich über solchen irdischen Pomp becreuzigt: alles war in der Stadt im höchsten

---

[2] Abraham a Sancta Clara, „Merk's Wien, das ist: des wüthenden Todts ein umbständige Beschreibung in der berühmten Kayserl. Hauptstatt im 1679sten Jahr, zusammengetragen mitten in der betrengten Statt und Zeit. Saltzburg 1684
[3] Sorbait, Consilium medicum oder freundliches Gespräch. 1. Aufl. 1679.

Wohlstand, nichts manglete, was zu Lust und Gust der Welt kunnte traumen, auf allen Gassen und Straßen, deren über 100, war kein Kieselstein, so nicht von dem Volck und häufigen Forastier wurde betretten, die klingende Trompeten und allerseits erschallende Musik aus den adeligen Palläst und Höffen machten immerzu ein solches annehmbliches Getös, daß man darvor gehalten, der Himmel muß haben ein Loch bekommen, wodurch die Freuden metzenweiss in die Wien-Statt gefallen.

Aber o wankelhaftes Glück! Also vergeht ebner maßen das öde und schnöde Glück der Welt; welches denn urplözlich sich gestaltetermassen geendet hat in der Wienn-Statt, denn mitten in dem gedachten Monat Juli risse ein die laidige Sucht, welche schon lang her[4] unter dem Titul hitziger Krankheit von gewissenlosen Leuten verhüllt, endlichen in ein allgemeine giftige Contagion ausgebrochen, daß man mit männiglicher Bestürtzung gleich hin und her auf frayer Gassen todte Körper gefunden und also die traurige Tragoedi offentlich kundbar worden."

Der berühmte Kanzelredner und Augenzeuge dieser tragischen Wandlung von Freud in Leid in der blühenden Stadt beschließt seine erschütternde Darstellung der Katastrophe mit folgenden Knittelreimen:

---

[4] Die Behauptung dieses Augenzeugen, daß die Pest erst im Juli ausgebrochen sei und Wien bis dahin in einem Freudentaumel sich befunden habe, ist nicht begreiflich angesichts der Tatsache, daß an dem „hitzigen Fieber" im Januar 1679 bereits 410, Februar 359, März 3797 April 4963, Mai 5727, Juni 6557 gestorben waren. Im Juli hatte die Pest 7507, im August 4517, im September 6774, Oktober 6475, November 2400 Opfer bloß in der inneren Stadt gefordert. Fuhrmann, Alt und Neu-Wien gibt S. 986 bis 988 ein Verzeichnis aller „Krüfften und der darinnen begrabenen infizierten Personen in und vor der Stadt Summa 122.849". So wurden z. B. im alten Lazarett in 9 Grüften 25.000, auf dem „Bergel" beim alten Lazarett in 2 an 17.000 Leichen beerdigt. Diese Pestgruben befanden sich großenteils auf dem Areal, das sich heutzutage zwischen der Spitalgasse und dem sogenannten Narrenturm im 9. Bezirk erstreckt.

„Nun ist Alles aus, es ist Kehr aus,
Es ist nichts mehr als Jammer,
Des hat uns gemacht bei Tag und Nacht,
Der dürre Rippenkrammer.
Jezt ist Alles still, man siht nit vil Grüne,
Blaue oder Rothe,
Man findt dafür, früh vor der Thür,
Nur Kranke oder Todte."

Von dieser grauenvollen Heimsuchung bekommt man ein anschauliches Bild, wenn man Abraham a Sancta Clara, Sorbait und
eine Darstellung eines Unbekannten,[5] vermutlich eines Geistlichen, kombiniert und miteinander vergleicht.

Die Pest brach damals in der Leopoldstadt aus, unbekannt
wie und woher. Auch Sorbait[6] berichtet, daß sie anfangs nicht
erkannt, dann vertuscht wurde, wodurch sie eine so große Ausbreitung gewann. Sie traf Behörden und Bevölkerung wie ein
Blitz aus heiterem Himmel, ganz unvorbereitet. Anfangs
herrschte eine förmliche Panik. „Ganz Wien war nur noch ein
großes Lazarett für die noch Lebendigen und ein schrecklich
weites Grab für die Verstorbenen. Die Gräber, kaum gemacht,
waren gleich gefüllt. Der Tod hielt auf Straßen und Plätzen und
in den Häusern reiche Ernte. Gassen und Plätze waren mit

---

[5] Kurze Beschreibung der großen Pest zu Wien 1679, Gedruckt 1779.
[6] Schon im Frühling waren Hunderte von Menschen an einem „bös-
artigen hitzigen Fieber", dem die unwissenden Ärzte keine Bedeutung
beimaßen und dessen baldiges Aufhören sie vorhersagten, gestorben.
Sorbait und sein berühmter Landsmann von Schack hatten längst
behauptet, es handle sich um die Pest und Vorsichtsmaßregeln gefordert, aber vergebens, so daß die Seuche sich allenthalben ausbreiten
konnte. Schack (Niederländer) hatte als Gesandtschaftsarzt in Kon-
stantinopel lange gelebt und dort reiche Erfahrungen über die Pest
gesammelt. Er hatte daselbst zu einer Zeit, wo die Sektion einer Pest-
leiche als absolut todbringend galt, gleichwohl eine solche vorgenommen. Er hieß in Wien nur der „türkische Chirurg" und unterstützte
seinen Kollegen Sorbait tapfer bei der Bekämpfung der Seuche.

Leichen und Leichenkarren gefüllt. Wer flüchten konnte, tat es. Auf den Gassen sah man nur Wenige. Handel und Gewerbe stockten. („Kurze Beschreibung".)

Nach Sorbait blieben die Leichen tagelang auf den Straßen liegen. Es fehlte an Totengräbern und Siechknechten, obwohl man für einen solchen Dienst den damals enormen Lohn von 12 fl. wöchentlich bot. Schließlich mußte man schwere Verbrecher aus den Gefängnissen entlassen, unter der Bedingung, daß sie solche Dienste leisteten.

Tote und Erkrankte, selbst nur vermeintliche Pestkranke wurden auf offenen Wagen (Sammelwagen) in der Stadt herum geführt, im „tiefen Graben", wo der Magister Sanitatis (Stadtphysicus) wohnte, sogar etliche Tage auf der Gasse stehen gelassen. Es waren anfangs zu wenig Wagen vorhanden. Vor dem Stubentor waren massenhaft infizierte Betten, Stroh, Kleider, auch Leichen aufgestapelt, von welchen viele in den Wienstrom gerieten und fortgeschwemmt wurden. (Sorbait.)

„Anbei hate es in der ganzen Stadt ein wüstes und ganz fürchterliches Aussehen; dort und da sah man liegen zerstreut allerhand Kleider, dort eine Paruque, dort einen Hut, da einen Rock und wiederum verschiedene schlechte und allerkostbarste Manns- und Frauenkleider. Ganze Haufen der Einrichtung in den Zimmern und Bethgeräthe lagen vor den Häusern in allen Gassen und Straßen, die man zum Fenster hinausgeworfen, und die Federn von den Betten flogen wie die Schneeflocken herum auf allen Plätzen." (Fuhrmann, Alt- und Neuwien S. 996.)

Allmählich ward man des panischen Schreckens Herr. Es fanden sich in so schwerer Zeit beherzte Männer, die den Kopf oben behielten und es versuchten, der Seuche Einhalt zu tun, vor allem der Kaiser Leopoldus. Eine Pestkommission bildete sich aus den obersten Beamten. Rühmend gedenken unsere Gewährsmänner der Tätigkeit der Grafen Starenberg, Hoyos, Jörger, Hoffkirchen und vieler „Räte".

Die Seele des Ganzen war der Fürst Ferdinand von Schwarzenberg,[7] der mit eiserner Faust Zucht und Ordnung aufrecht erhielt, vor den Stadttoren aufknüpfen ließ, wer sich gegen die inzwischen errichtete Pestordnung verging, in den verlassenen Häusern stahl und raubte, oder als Siechknecht gegen Kranke unmenschlich sich betrug.[8] Das half. Aber auch dem maßlosen Elend, namentlich der ärmeren Klassen, steuerte der edle Fürst, indem er teils aus eigenem, teils aus dem Staatsschatz beträchtliche Summen anwies.

Über seine Initiative errichtete man Lazarette; die Häuser, in welchen die Pest erschienen war, wurden entleert, geschlossen und mit einem Kreuze bezeichnet. Jede Gasse erhielt ihren Aufseher und Wächter. In der Spittelau wurden Baracken errichtet und die aus infizierten Häusern Entnommenen oder sonstwie der Ansteckung Verdächtigen daselbst kontumaziert. Nach Abraham a Sancta Clara lag das „Wienerische Lazarett außer der Statt, gen Niedergang der Sonnen, bei einem rinnenden Wasser, mit Namen Alsterbach, also bequemlich gebaut, daß der Lufft und durchstreichende Wind selbes aller Seyten reinigen kann"

---

[7] Es wird von ihm berichtet, daß er einen guten Teil des Tages herumritt, von der Ausführung der getroffenen Maßnahmen sich überzeugend und die Leute zur Erfüllung ihrer Pflichten aneifernd. Um ein Beispiel zu geben, habe er eines Tages, als ein Totenträger nicht zu bewegen war, eine Bahre mit einem Leichnam weiter zu tragen, dessen Stelle so lange übernommen, bis ein anderer Träger sich fand. Tatsächlich trotzte dieser edle Fürst jeder Gefahr, belebte dadurch den Mut der Leute, die ihn abgöttisch verehrten und ihn nur den Pestkönig hießen. Schwarzenberg starb 1708 als Obersthofmeister der Kaiserin Eleonore.

[8] Einer der letzten Justificirten war der im Lazarett gewesene „Ober-Vatter" (Spitalverwalter). Er wurde gehängt wegen der „bisshero weit größeren Anzahl angegebener kranker Personen als in Wahrheit sich daselbst befunden, und sonsten anderer verübten Tätlichkeiten halber." Fuhrmann, S. 990.

(„Merk's Wien" S. 103). Dieses Lazarett genügte bald nicht mehr. Man richtete das große Contumazgebäude zu einem weiteren Lazarett und mußte überdies noch solche in Vorstädten herstellen. Nach Abraham a Sancta Clara verdiente auch die Geistlichkeit in dieser Epidemie großes Lob. Er verwahrt sich gegen die Behauptung eines evangelischen Geistlichen in Deutschland, der Klerus hätte die Kranken und Sterbenden im Stiche gelassen und weist darauf hin, daß damals allein gegen 200 Weltgeistliche in Ausübung ihres Berufes der Seuche zum Opfer fielen. Die Ansteckung sei meist im Beichtstuhle erfolgt.[9]

Auch der Ärzte in jener Epidemie gedenkt Abraham a Sancta Clara freundlich. Etliche 1000 Kranke seien durch die göttliche Beihülf von den Medicis kuriert worden. Er führt die Namen von 28 Pestärzten an, von denen 6 zugrunde gingen.

Groß können die Leistungen der Ärzte[10] nicht gewesen sein, denn, abgesehen von der enormen Tödlichkeit der Seuche waren die Ansichten über die Natur derselben die denkbar irrigsten. Hören wir Sorbait in seinem „freundlichen Gespräch" mit dem Schüler, in welchem dieser Fragen stellt und der Meister sie beantwortet, so besteht das Pestgift in einer „heimlichen böshaftigen pestilentialischen Qualität, welche der Zorn Gottes über die sündige Stadt verbreitet hat.

Am 10. August 1678 war die Conjunction des Saturn und des Mars am Himmel. Dies ist die Mutter der Pest. Denn der eine (Saturn) versammelt die böshaftigen Dünste in den Grund der Erden, der andere tut die selbigen in der Luft erhöhen, für-

---

[9] Insgesamt, d. h. mit Einrechnung der Klostergeistlichen erlagen in Ausführung ihres edlen Berufes 438 Geistliche der Seuche. Unter Anderen fand man am Gartenzaun des Schwarzspanierklosters in der Alservorstadt einen toten Priester, dessen Hände so fest das Brevier umklammert hielten, daß man ihn mit demselben einscharren mußte.

[10] Man berief den berühmten Dr. Garelli aus Bologna. Aus Mailand kam der 79jährige illustre Dr. Locatelli, um die Pest zu studieren und Hilfe zu leisten.

nemlich wenn der Mond ein Finsternuss unter dem Zeichen des Wassermanns, der Waag und des Skorpions erleidet. Eine solche hat sich am 15. April 1679 begeben, also daß die himmlischen Planeten und Signa haben ziemlich zu unserem Untergang konspiriert und zusammen gehalten."

An diesem Tage ereignete sich der erste Pestfall in der Leopoldstadt.

Sorbait war der hervorragendste Arzt in Wien, Arzt bei Hofe usw. Er gab die erste Pestordnung von 1679 heraus, die übrigens schon 1665 Managetta verfaßt hatte. Mit dieser Pestordnung werden wir uns bei Besprechung der letzten großen Pest zu Wien (1713) näher zu beschäftigen haben.

Aufschlüsse über die damaligen Anschauungen der Ärzte hinsichtlich sanitärer Maßregeln geben Sorbaits Antworten auf gewisse Fragen des Schülers. Dieser fragt, ob es nicht klug wäre, den Hühnermarkt aus der Stadt zu entfernen, das Glockenläuten und Weinpressen abzustellen:

Sorbait resolviert:

„Der Hühnermarkt soll bleiben, allwo er ist, ansonsten laufen die Dienstboten nur noch weiter herum und an noch mehr inficirten Häusern vorüber." Auch das Glockenläuten soll fortbestehen, und zwar: „Physice, weil dadurch die Luft gereinigt und bewegt wird und die schon lange Zeit geschlossenen Wind aufgemuntert werden; Moraliter, weil die Glocken sind die Nuntii oder Botten Gottes, durch welche die frommen Christen ihre Gebete Gott den Allmächtigen zuschicken, ja durch die Glocken werden alle bösen Geister, so in der Luft schweben und die armen Menschen von ihrer Andacht verhindern, hinweg vertrieben."

Auch für das Weinpressen in der Stadt plädiert Sorbait, weil der Gärungsvorgang auf die Luft reinigend wirke.

Um zu erfahren, ob die Pestgruben tief genug angelegt seien, hing man einen Hund über denselben auf. Da er nach vier

Stunden verendet war, beeilte man sich die Gruben tiefer zu legen und sorgfältiger zu überschütten. Daß die medizinischen Leistungen jener Zeit kaum auf höherer Stufe standen als die der Schäfer, Kräuterweiber und Quacksalber, gegen welche die zünftigen Ärzte beständig Krieg führten, ist selbstverständlich.

Gross war der Glaube an Präservativmittel, oft aus den lächerlichsten und ganz abergläubischen Gründen. In den Apotheken gab es Präservativzetteln, die man unter der Zunge trug und mit denen jedenfalls die Apotheker die besten Geschäfte machten. Im besten Rufe stand auch die Angelicawurzel. Wie groß der Glaube an ihre Schutzkraft und die Furcht vor der Seuche gewesen sein muß, geht aus Sorbaits Bemerkung hervor: „Im Anfang dieser Pest haben die Leut so viel Angelicawurzen gefressen, daß man mit großem Geld keine hat mehr bekommen können."

Andere hielten viel auf komplizierte Kräutermischungen, Theriak, Myrrhen, besonders aber Kranabethbeeren in Essig.[II]

Als die Pest im August immer ärger wütete, wallfahrtete der fromme Kaiser Leopoldus nach Mariazell (17. August), um Gottes Hilfe in dieser Not zu erflehen. Den Bitten seiner Familie und seines Leibarztes weichend, verlegte er sein Hoflager nach Prag, bis auch von dort ihn die Pest vertrieb. Er nahm seinen Aufenthalt vorläufig in Linz. Über die Mortalität der Seuche geben

---

[II] Es verlohnt sich nicht der Mühe, weiter bei der unsinnigen Behandlung der Kranken aus jener Zeit zu verweilen. Ich begnüge mich mit einer Probe aus Sorbait, der sehr Schwitzkuren das Wort redet und die weise Bemerkung macht, es gebe Leute, die nicht schwitzen können und denen man vorher mit der Salbe des Aetius die Schweißlöcher öffnen muß. Dieses Rezept lautet:
„Nimm Camillenwasser 4 Loth, zerrühre darin 2 Quintel präparirten Salniter, thue dazu bittere Mandeln und Skorpionöl, jedes 2 Loth. Mit dieser Mixtur soll man Brust und Rucken wohl schmieren und reiben. Es eröffnet die poros, so daß man auch unter freiem Himmel schwitzen kann."

folgende Zahlen[12] Auskunft. In Wien innerhalb der Stadtmauern erlagen ihr 70.000 Menschen, in den Vorstädten 30.000, in den Vororten 22.849, also in Summa in Wien und nächster Umgebung nahe an 123.000. Die Bevölkerungsziffer von Wien betrug damals rund 210.000. Dazu ist zu berücksichtigen, daß, wer nur konnte, aus dem Weichbild von Wien geflohen war.

Unzählige schlugen nach Abraham a Sancta Clara Baracken auf den Feldern in der Umgebung von Wien auf, andere lebten in den Wäldern, oder in „alten baufälligen Geschlössern, wosonsten die Nachteulen und wilde Raubvögel ihre gewöhnlichen Losamenter hatten."

Die furchtbare Heimsuchung der Stadt lehren folgende ergreifende Stellen aus „Merk's Wien'".

„Es ist geschehen, daß der todte Mann ist zum Haus hinausgeschleift worden, das Weib auch bereits den letzten Athem schöpfte und die verlassenen Kinder umb ein Brot geschryen, denen nicht lang hernach aber der Todtengraber anstatt des Becken aus der Noth geholfen."

„Es seynd die verlassenen Waysel in solcher Menge gewesst, daß man's wagenweise zusammenführte und in der Spittelau gleichsam eine kleine Kinderarmee aufrichtete."

„Anno 1679 hat die vornehme Statt Wien eine so starke Pest ausgestanden, dass, wenn man einen jeden hätte sollen in ein besonderes Grab legen und selbiges nach christlichem Gebrauch mit einem Kreutz bestecken, wäre hierzu fast ein halber Wald erforderlich worden." (S. 102.)

„Von dem Militär starben sehr viele, soviel, daß man die Garnison erneuern mußte. Oft fand man bei der Ablösung Wachen schon todt oder im Sterben."

Ein schauerliches Einzelbild aus jener Schreckenszeit, in welcher man nach Abraham a Sancta Clara „in allen Gassen Todte

---

[12] Codex austriacus pars I decretum de 26. 2. 1687 s. f. Fuhrmann.

gesehen, von allen Häusern Todte geschleifft, in allen Winkeln Todte begraben, auf allen Wägen Todte geführt," möge unsere Darstellung beschließen.

Es betrifft den lustigen Volkssänger Augustin, der, selbst mitten unter Toten und Sterbenden, seinen Humor nicht, wohl aber seine Kundschaft verloren und darüber allzusehr ans Trinken geraten war. Eines Abends, am 10. September, hatte er in der leeren Schenke zum roten Dachel[13] seinem Unmut über den schlechten Geschäftsgang durch Niederschreiben des noch heute bekannten Gassenhauers „O du lieber Augustin[14] Luft gemacht, dazu tüchtig gezecht und dann betrunken sich über den Stephansplatz gegen das Burgtor heimwärts begeben. Da passierte ihm nun folgendes, in Fuhrmanns[15] Buch folgendermaßen geschildertes Abenteuer:

„Bey so großem Elend und Verwirrung geschahe es bisweilen, daß die mit dem Todt allbereit ringende, auf Wägen unter die

---

[13] Am alter Fleischmarkt, das heutige „Schlosserbierhaus".

[14] *Oh du lieber Augustin,*
's Geld ist hin,
d' Freud ist hin;
Oh du lieber Augustin,
Alles ist hin!
Ach und selbst das reiche Wien
Arm jetzt wie Augustin,
Seufzt mit mir in gleichem Sinn:
Alles ist hin.
Jeden Tag war sonst ein Fest;
Und was jetzt? Pest, die Pest!
Nur ein großes Leichennest,
Das ist der Rest!
Oh du lieber Augustin,
Leg nur ins Grab dich hin,
Ach du mein liebes Wien,
Alles ist hin!

[15] Fuhrmann, Alt- und Neu-Wien oder dieser Residenzstadt chronologische und historische Beschreibung. Wien 1738–39.

Todten geleget und miteinander in die hiezu gemachte Grube geworffen worden, als wie mit einem Namens Augustin, der ein Sackpfeifer gewesen, welcher zwischen der kayserlichen Burg und St. Ulrich auf selbigem Weg wegen eines starken Rausches gelegen und geschlaffen, begegnet; dann dieser Mensch ist von denen Ziehknechten ohne einiges Vermerken auf den Wagen, in Meinung, dass er die böse Krankheit hätte und in Todtszügen allbereit begriffen, geladen, nebst anderen Todten weggeführt und in eine Gruben geworffen worden; weil man aber die Todten nicht eher mit Erden verschüttet, bis eine Reyhe derselben nach der Läng und Breiten völlig voll gewesen, als ist besagter Mensch, nachdem er die ganze Nacht unter den Todten, ohne munter zu werden, geschlaffen, endlich erwacht, nicht wissend, wie ihm geschehen, oder einer möge dahin gekommen sein; hat zwar aus der Gruben hervorsteigen wollen, solches aber wegen der Tieffe nicht zuwegen bringen können, daher er dann auf den Todten solang herumgestiegen und überaus sehr geschmähelt, geschryen und gefragt: Wer ihn dahin müsse gebracht haben? Bis endlich die Siechknechte mit einbrechendem Sonnenschein, sich mit todten Leuten eingefunden, ihm herausgeholfen haben, so hat ihm dieses Nachtlager auch nicht das Wenigste geschadet."

Tatsächlich ereilte diesen lustigen Kumpan der Tod erst am 10. Oktober 1705, indem er an Schlagfluß verstarb.

Im Herbste 1679 trat endlich ein Nachlaß der Seuche ein. Kaiser Leopoldus und der Hof kehrten nach Wien zurück. Es fand am 25. September ein Hochamt zu St. Stephan statt, nach welchem der Kaiser an den Stufen des Altars ein Gelöbnis machte, an Stelle der vorläufig von den Bürgern am Graben errichteten hölzernen Pestsäule zu Ehren der heiligen Dreifaltigkeit eine solche aus Marmor zu errichten, welches Gelübde in den Jahren 1687 bis 1693 durch Aufstellung der noch heute am Graben befindlichen Votivsäule seine Erfüllung fand.

Während noch im September anläßlich der zur hölzernen Pestsäule stattfindenden zahlreichen Bittgänge „die Luft tönete von Schluchzen, Weinen, blutigen Geiselstrichen Derer, die ihre und die Sünden ihres Volkes an ihren Leibern züchtigten" und täglich noch 200 bis 300 Einwohner starben, ließ die Seuche mit eintretender kühler Witterung rasch nach. Im Oktober zählte man nur noch 20 bis 30 Pesttodesfälle täglich und im November, nach Eintritt scharfer Kälte, war sie erloschen.

Nun wurde der Verkehr aus und nach Wien wieder freigegeben. Neues Leben erblühte aus den Ruinen. Am Weihnachtstage wurden bereits in St. Stephan 95 Paare getraut. Ein feierlicher Gottesdienst mit Te Deum ward an der Pestsäule am Graben gehalten. Abraham a Sancta Clara hielt die Gedenkpredigt, in welcher er fragte:

„Wie bist du denn gewest, du berühmteste kaiserliche Residenzstatt Wien Anno Christi 1679?" Und darauf antwortete:

„Anno Christi 1679 bin ich gewest ein Inhalt alles Elends, ein Einkehr aller Trübsal, ein Ort voll Schröcken und Zittern, ein angefüllter Krais mit pestilenzischem Gift, ein untergebne Vasallin des Todts, ja ein lauterer Freythoff" . . . . . Amen.

———

3. Kapitel.

Die Pestepidemie in Wien 1713 bis 1714.

DIE furchtbaren Verheerungen, welche die Pest 1679 in Wien bewirkt hatte, waren insofern von gutem Einfluß gewesen, daß man von Seiten der Behörden der Reinhaltung der Straßen und Häuser Aufmerksamkeit zu schenken begann, das Begraben der Toten innerhalb der Stadtmauern abstellte und überhaupt sanitätspolizeiliche Maßnahmen traf. Dazu gehörte auch die Überwachung der Fremden, besonders der aus dem Orient und den Donauländern verkehrenden Kaufleute.

Diesen Maßnahmen, in Verbindung mit einer rechtzeitigen Absperrung der Kranken, ist es wohl zu danken, daß, als 1691 im Sommer die Pest sich neuerdings zeigte, nur 47 erkrankten, von denen nur 36 starben.[16]

1709 zeigte sich der schwarze Tod neuerlich in Ungarn und näherte sich der Grenze Österreichs. Obwohl man sich bemühte, allen Anforderungen der Reinlichkeit und Sanitätspolizei in

---

[16] Die Seuche war diesmal von Ungarn gekommen. Sobald sie sich den Landesgrenzen näherte, wurden Quarantänen errichtet, die Seitenstraßen unpassierbar gemacht, das Zureisen nur auf den Hauptstraßen gestattet, die Grenze gegen Ungarn bewacht, die Durchräucherung der Briefe aus diesem Lande durchgeführt. Als gleichwohl am 11. September 1691 die Seuche durch eine von Ofen gekommene Person eingeschleppt wurde, raffte sich die Regierung, unter Errichtung von Schnellgalgen für alle Renitenten, zu energischen Maßregeln auf – Verpflichtung der Ärzte zu sofortiger Anzeige verdächtiger Fälle, desgleichen der Gastwirte, Hausbesitzer, Bestellung von Spitälern und Kontumazhäusern, Sperrung der öffentlichen Schulen, Bäder, Belustigungsorte, Säuberung der Gassen und Häuser, Verbot des Schlachtens in der Stadt, der Viehmärkte innerhalb derselben, des Schweinehaltens, Handels mit alten Kleidern. Die Kleider und Betten der Infizierten wurden verbrannt, die Erkrankten sofort ins Spital verbracht, ihre Umgebung in Kontumazhäusern unter ärztliche Beobachtung gestellt. So ward man der Seuche rasch Herr. (Fuhrmann S. 1156.)

Wien zu entsprechen und seit dem 31. Januar 1713 niemand den Ein- oder Austritt an den Linien ohne Gesundheitspaß gestattete, drang die Seuche dennoch in die Stadt ein. Am 7. Februar 1713 erkrankte eine aus Totis in Ungarn zugereiste Schwäbin Christine Hüttendorfer an der Beulenpest. Sie war in der Rossau abgestiegen, hatte zahlreiche Mitbewohner infiziert, desgleichen, nach ihrer Aufnahme ins Bürgerspital, andere Kranke und Wärtersleute.

Man beeilte sich, dieses infizierte Spital zu kontumazieren, richtete das „Beckenhäusel", ein Siechen- und Rekonvaleszentenhaus in der Währingerstrasse, als Pestspital ein, das bald dem Bedarf nicht mehr genügte, so daß man das große Lazarett in der gleichen Straße (an dessen Stelle heute das Bürgerversorgungshaus sich befindet) hinzunehmen mußte. Von ihrem Ursprungsherd in Rossau und Liechtenthal verbreitete sich die Seuche trotz aller Maßregeln nach Erdberg, zeigte sich dann in der Josefstadt und in den übrigen Stadtteilen, mit Ausnahme der „Landstraße", die verschont blieb.

Am 15. September wurde ein neues Lazarett in der Leopoldstadt im Zuchthause, am 3. Oktober ein weiteres an der Wien im Münzwardeinhause errichtet.

Der Gesundheitsrat war als Permanenzkommission mit weitgehenden Vollmachten im Zeughause am Hofe untergebracht. Die nicht nach Wien Zuständigen wurden kontumaziert und nach abgemachter Quarantäne aus der Stadt verwiesen. In der Spittelau und der Klosterneuburgerau wurden Baracken für die Armen und Bettler errichtet und diese Leute daselbst kontumaziert, von den „Rumorsoldaten" bewacht und verpflegt. Man errichtete wieder Schnellgalgen vor den Stadttoren für die Renitenten und Missetäter. Die Schulen waren gesperrt, der Gottesdienst wurde auf der Straße abgehalten. Für je drei bis fünf Häuser wurde ein Gesundheitskommissär bestellt. Das Schlachten innerhalb der Stadt wurde verboten.

Auch das Handeln mit alten Kleidern, Bettgeräten wurde den Trödlern untersagt. Wo immer in Kaufläden u. dgl. Geld durch die Hände ging, wurde es vorher in ein Gefäß mit Wasser geworfen und so gewaschen.

Für den Absperrungsdienst nach außen wurde eine Stadtcircumvallations- (Linien) und Donauländcommission eingesetzt und nur Solchen, die mit Gesundsheitspatent versehen waren, der Eintritt in die Stadt gestattet. Die Grenze gegen das verseuchte Ungarn wurde vollkommen abgesperrt. Die Verproviantierung von Wien war nur aus Böhmen und Mähren zulässig. Commissäre hatten die Vorräte an der Landesgrenze von Mähren zu übernehmen. Die den Proviant überbringenden Händler durften nur auf Hörweite sich ihnen nähern. Zwischen Übernehmern und Übergebenden mußte ein großes Feuer brennen. Die Waren waren beim Feuer zu deponieren. Das Geld dafür mußte vor der Deponierung mit Essig gereinigt sein.

Die zur täglichen Notdurft erforderlichen Feilschaften durften nur aus den benachbarten Gemeinden zugeführt und ausschließlich von den Behörden an Zollschranken vor dem Nußtor und Mariahilfertor übernommen und weiterbegeben werden.

Als gleichwohl die Seuche im Mai zunahm, veranstaltete man Bittgänge und wurden permanent Andachten und Litaneien vor der Pestsäule am Graben abgehalten. Kaiser Karl VI., welcher unerschrocken mitten unter seinem Volke ausgehalten und dadurch nicht wenig zur Beruhigung der Gemüter beigetragen hatte, machte zu St. Stephan nach dem Hochamt das Gelöbnis, eine Kirche zu errichten, das er in glänzender Weise durch Errichtung der Karlskirche (Grundsteinlegung 5. Februar 1715) erfüllte.

Als im Mai die Pest so rasch überhandnahm und die Ärzte über die Natur der Krankheit noch uneinig waren, verlangte die Regierung von dem Gremium der Ärzte („medicinische Facultät"), daß die Sektion von einigen Pestleichen vorgenommen werde, damit man dem Übel auf die Spur komme. Die „medicinische Facultät" schlug dieses Begehren ab, „da dies eine höchst gefährliche Sache und gleichwohl daraus weder der Zustand der Krankheit, noch die Art selbe zu kurieren, zu entnehmen sei. Im Übrigen hatten die Ärzte nach dem Zeugnisse der Zeitgenossen redlich ihre Pflicht bei den Lebenden getan und war als eines der frühesten Opfer ein Doktor Schulz gefallen, der die Krankheit für nicht gefährlich gehalten und als einzige Vorbeugungsmittel Furchtlosigkeit und geeignete Diät angeraten hatte. Außer ihm erlagen der Seuche 9 Ärzte und 50 Wundärzte. Endlich fand sich ein mutiger Arzt, namens Georgius, der am 7. Juli früh Morgens auf freiem Felde bei angezündeten Fackeln („um damit die giftigen Ausdünstungen aus den Leichen abzuhalten") drei Leichenöffnungen vornahm, deren konfuse Beschreibung erhalten ist.[17]

Gregorius bekam dafür eine kaiserliche Recompens und die Aufnahme in die medizinische Fakultät (op. cit. p. 186) Als im November ziemliche Kälte eintrat, ließ die Seuche bald nach und im Februar 1714 war sie erloschen. Erkrankt waren in dieser Epidemie in Wien 9565, gestorben 8644. Nach anderen Quellen (Ferro) erkrankten 12.400, starben 9000, also über 72 Prozent der Erkrankten. Die Einwohnerzahl von Wien betrug damals 130.000, nach Anderen bloß 113.000.

Die höchsten Erkrankungsziffern ergab der August mit 2107, der September mit 2032. Von 28 in den Pestlazaretten mit der Seelsorge betraut gewesenen Geistlichen starben 10.

Am 13. März 1714 fand im Stephansdom ein feierlicher Dankgottesdienst mit Te Deum statt, dem der Kaiser mit dem ganzen Hof anwohnte. Zur Erinnerung an die glücklich überstandene Heimsuchung wurde eine Denkmünze geschlagen, welche in der

---

[17] Anderter Theil, worinnen die in dem Land Oesterreich 1713 eingeschlichene Seuche gründlich und ausführlich beschrieben, samt den dagegen verfassten klugen Veranstaltungen der von S. Majestät Carl VI. angeordneten Hofcommission. Wien 1727.

für jene Zeit charakteristischen barocken Wortanspielungsweise auf einer Seite die Stadt Wien mit der Überschrift „Wien ohne W" zeigte, mit folgenden Versen:

> *„Ein Weh ist weg von Wien, das Wohl wird drauf erscheinen,*
> *Gott schenkt den Freuden Wein und man hört auf zu Weinen,*
> *Gott geb, daß Stadt und Reich fortan in Wohlstand steh*
> *Und Wien, wie auf der Müntz, sei ewig ohne Weh."*

Auf der anderen Seite stand zu lesen:

> *„Gott ließ den Kaiser nicht, wie er nicht ließ die Seinen,*
> *Die Pest ließ nach in Wien, das Best wird bald erscheinen.* [18]

Es ist von nicht geringem kulturellen und medizinischen Interesse, die bereits oben erwähnte Managetta-Sorbait'sche Pestordnung,[19] welche die ärztlichen Anschauungen und sanitären Maßregeln in dieser letzten großen Wiener Pestepidemie spiegelt, zu durchblättern. Nach diesem Werk rührt die Pest von einem „giftigen Samen und Zunder" her. Sie besteht in einer „von dem Gestirn herrührenden feurig ansteckenden Krankheit, in einer übernatürlichen und jähling ansteckenden Gewalt, so dem menschlichen Verstand zu hoch, deren Wesen und Natur ganz geheim verborgen und unergründlich erscheint. Das Buch unterscheidet die göttliche, d. h. die durch den Zorn Gottes entstandene Pest und die irdische, d. h. die durch Zauberei oder durch Gifte, die sich in Luft oder Wasser bilden oder durch Verderbnis und Fäulnis der Lüfte und des Geblütes im Körper entstandene. Der Verursachung der Seuche durch Zauberei und durch Vergiftung von Luft und Wasser werden anfangs die

---

[18] Bermann, Alt- und Neu-Wien 1880, S. 994.
[19] Pestbeschreibung und Infectionsordnung, sammt der 17 I 3 zu Wien fürgewesten Contagion. Wien 1727.

Scharfrichter und Totengräber bezichtigt, indem sie damit bösen Menschen zur Wegräumung ihrer Verwandten geholfen haben, später spielen die Juden diese Rolle. Ein besonderes Kapitel handelt aber auch von der Gefahr durch die Unsauberkeit der Straßen und Gassen, der Aborte, der Schlachtstellen, der häufigen Schlachtfelder, wo Rosse- und Menschenleichen faulen, ferner von giftigen Erddämpfen, die durch Erdbeben frei werden.

Gleichwie die Hundswut kann aber auch in den Menschen durch Fäulnis der Säfte die Pest entstehen. Das „anklebende Gift, der ansteckende Pestfunken" geht von einem Leib auf den anderen.

Das Gift („Pestzunder") haftet auch jahrelang an den Kleidern, Gerätschaften, Waren. Dieser „flüchtige Samen und Giftfunken" wurde oft in Gestalt von blauen, schweflichten Flammen am Körper von Pestkranken gesehen.

Als Anzeichen der Pest verzeichnet die Pestordnung besondere Konstellationen der Gestirne, Verunreinigung der Straßen, Hungersnot, Erdbeben, Kometen, sehr dürre oder sehr nasse Jahre, Überhandnehmen des Ungeziefers auf den Feldern, Bildung von Wolken am Himmel in Gestalt von Bahren und Leichenbegleitung, Getümmel auf den Friedhöfen, trauriges Getön in der Luft.

Als Abwendungsmittel der Seuche empfiehlt das Buch: gottgefälliges Leben, sanitäre Maßregeln seitens der Obrigkeit – Reinhaltung der Gassen und der Brunnen vom Mist, Überwachung des Lebensmittelverkaufes, Abschließung des Verkehres mit verseuchten Orten, Quarantäne von Zureisenden durch 14 Tage, Verpflichtung der Ärzte, jeden verdächtigen Fall sofort anzuzeigen, Feuer zur Luftreinigung auf Straßen, Plätzen, Haushöfen, namentlich wenn mit Schwefel bestreut, Mäßigkeit im Essen und Trinken, Stuhlmittel, zeitweise Aderlässe, Kauen von Kranabeth (Wachholder)-beeren, von Tormentillwurzel und Kräutern (Angelica, Knoblauch, Lorbeeren), Genuß von Schwefelpulver, Bittgänge, um den göttlichen Zorn zu versöhnen, Bußpredigten.

Bei eingerissener Pest wird gefordert die Einsetzung eines Pestgerichtes und die Bestellung von Pestärzten. Die Kranken müssen ehestens ins Spital gebracht, die Toten begraben werden, aber nicht zu früh, weil zuweilen Leute noch lebend begraben wurden, und außerhalb der Stadtmauern. Die infizierten Häuser sind zu entleeren, mit Schlössern an Türen und Fenstern zu sperren. Sie dürfen vor 40 Tagen nicht wieder geöffnet und erst nach gründlicher Reinigung wieder bewohnt werden. Die Hinterlassenschaft ist mit Essig- oder Schwefeldampf zu desinfizieren und bei den Anfangsfällen lieber gleich ganz zu verbrennen.

Eine sichere Probe, daß das Haus ganz desinfiziert ist, ist folgende: „Man nimmt Scheiben von frischem Brod, steckt sie auf Spieß oder Stangen, läßt sie 24 Stunden im Haus; ist in diesem noch Gift, so fängt das Brod an zu faulen!"

Den Pestärzten war befohlen, sie müßten nüchtern sein, fleißig sich beräuchern, Kleider aus Seide oder Taffet tragen, an denen das Gift nicht so leicht hafte. Sie sollten den Mund mit Rautenessig spülen, sich mit solchem bestreichen und Angelicawurzel kauen.

Das Pestlazarett muß abgelegen sein, auf freiem Felde stehen. Hauptsache sind desinfizierende Feuer mit Kranabethholz in Zimmern, Gängen und Höfen.

———

4. Kapitel.

Die Zeitperiode von 1714 bis 1898.

IN dieser langen Zeitperiode starb niemand mehr an der Pest in Wien, obwohl die schreckliche Krankheit noch da und dort in Europa in lokalen Epidemien ihre ungebrochene Macht behauptete (so in Marseille 1720, in der Ukraine 1738, in Moskau 1770) und in Ungarn, Galizien, Siebenbürgen bis 1797 sich zeigte.

Man dankte dies wohl der verbesserten Sanitätspolizei, überhaupt der zunehmenden Kultur, der Zurückdrängung der Türken, der Errichtung von Pestcordons gegen die Balkanhalbinsel und der Schaffung von Kontumazanstalten an den Küsten des Adriatischen und des Mittelländischen Meeres.

Im 19. Jahrhundert erschien diese furchtbare Geißel des Menschengeschlechtes nurmehr an den Uferstaaten des Mittel- und des Schwarzen Meeres, so in Griechenland (1827), Odessa (1839), in der Türkei, in Syrien, Ägypten (Kairo 1835). Seit 1841 war sie auch in diesen Gebieten erloschen, dank der im türkischen Reich eingeführten Sanitäts- und Pestpolizei.

Der letzte Pestdirektor in der österr. ungarischen Monarchie war der hervorragende ungarische Arzt Franz Schraud gewesen. Man glaubte sich nachgerade so sicher vor dieser Seuche, daß nach Schrauds Tode (1806) sein Posten nicht mehr besetzt wurde.

Im Jahre 1878 zeigte sich der schwarze Tod mit seinen Schrecken gleichwohl wieder in Europa, und zwar in dem Dorfe Wetljanka und Umgebung, am Wolgaufer, in den russischen Gouvernements Astrachan und Saratow, wo sie, dank den energischen Maßnahmen der Regierung (Verbrennung der Häuser, Leichen und Hinterlassenschaft, Ziehung eines Cordons um die infizierten Gebiete) schon im Januar 1879 erlosch und Europa, von einer großen Gefahr befreit, aufatmete. Sie scheint dort aus Persien durch ein seidenes Halstuch, welches ein Kosak seiner

Braut mitgebracht hatte, eingeschleppt worden zu sein, ähnlich wie in Marseille 1720, wo sie durch infizierte Baumwollwarenballen, die ein Kapitän Chantoud aus Tripolis eingeführt hatte (zuerst erkrankten die Lastträger, welche mit dem Öffnen der Ballen beschäftigt gewesen waren), eingeschleppt worden war.

---

5. Kapitel.

Die Kenntnis und Behandlung
der Pest am Ende des 19. Jahrhunderts.

VON nicht geringem Interesse und für das Verständnis des Folgenden wertvoll erscheint es, die Frage aufzuwerfen und zu beantworten, welcher Art die Erfahrungen der medizinischen Wissenschaft über die Pestseuche am Ende des 19. Jahrhunderts sind.

Sie hat zwei große Irrtümer aufgedeckt und überwunden:

1. die Meinung, daß die Seuche in Europa entstehen könne;

2. daß sie übernatürlichen Ursachen ihre Entstehung verdanke.

Die Überwindung des ersten Irrtums führte zur Aufdeckung der Ursprungsherde der Pest und damit zu Anfängen einer rationellen Abwehr derselben. Die Erkenntnis ihrer letzten Ursachen gehört der neuesten Zeit an. Sie geht aus von den epochemachenden Entdeckungen Pasteurs in Paris und Kochs in Berlin, daß die Infektionskrankheiten durch nur unter dem Mikroskop auffindbare pflanzliche Lebewesen („Mikroben") hervorgerufen und übertragen werden. Diese kleinsten Lebewesen, wenn in den Körper eingedrungen, haben die Fähigkeit, sich ins Ungemessene und in sehr kurzer Zeit zu vervielfachen. An und für sich sind einige nicht giftig, aber sie scheiden als Produkte ihres Stoffwechsels Giftstoffe („Toxine") aus und diese verursachen die Krankheit.

Fast bei jeder der uns bekannten Infektionskrankheiten hat man bereits den ihr zukommenden spezifischen Mikroorganismus (Bakterium, Bazillus) gefunden und es ist Sache eines neuen Zweiges der medizinischen Wissenschaft, wohl des wichtigsten, der sogenannten Bakteriologie, Formunterschiede, Wesen, Wirkungsweise usw. dieser kleinen Organismen festzustellen. Die Entdeckung des Pestbazillus erfolgte fast gleichzeitig an ganz verschiedenen Orten 1894 durch Professor Kitasato an der Universität Tokio in Japan und durch Dr. Yersin im Institut Pasteur in Paris.

Nach Dr. Albrecht[20] ist das Aussehen des Pestbazillus weniger charakteristisch als vielmehr die Massenhaftigkeit seines Vorkommens im Blut und den Organen. Dadurch, daß er sich offenbar äußerst rasch und leicht vermehrt und wahrscheinlich einen besonders heftig wirkenden Giftstoff ausscheidet, wird er so gefährlich. Glücklicherweise ist dieser Pestbazillus wenig widerstandsfähig gegen große Hitze, Trockenheit der Luft, aber auch gegen unsere gewöhnlichen Desinfektionsmittel, wie z. B. Carbolsäure, Sublimat, Lysol. In feuchter und warmer Luft ist er sehr lebens- und entwickelungsfähig. Er kann von Mensch zu Mensch durch Atem oder Berührung, im letzteren Falle aber nur an Stellen, wo die Oberhaut nicht ganz unversehrt ist, übertragen werden, ebenso durch Kleider, Wäsche, Gebrauchsgegenstände, eventuell auch durch Waren, die mit ihm infiziert sind. Ganz besonders gut haftet er an Pelzwerk, Wolle, Federn, Tierhäuten. Er ist nicht bloß Menschen gefahrbringend, sondern wirkt auch infizierend bei Mäusen, Ratten, Meerschweinchen.

Die Bedingungen für die Entstehung so furchtbarer kleiner Lebewesen sind besondere Klima- und Bodenverhältnisse in Indien (Gebiete des Himalaya) und in China (Provinz Junnan). Die kleinen Lebewesen finden sich da im Boden, infizieren massenhaft Mäuse und Ratten. Gelegentlich Dürre des Bodens oder Überschwemmungen flüchten sich vielfach solche infizierte Tiere in die Talebenen zu den menschlichen Wohnungen und übertragen so den tödlichen Krankheitskeim. Nach Dr. Sticker, einem deutschen Pestforscher in Indien, sind auch Insekten, Ameisen,

---

[20] Schriften des Vereines zur Verbreitung naturwissenschaftlicher Kenntnisse in Wien, Band XXXVIII, S. 173 bis 202.

Fliegen u. dgl., welche, ohne selbst zu erkranken, den Giftbazillus aus Tier- und Menschenkadavern, die an Pest zugrunde gingen, in sich aufnehmen, höchst gefährlich für die Übertragung. Schmutz, enges Zusammenwohnen der Menschen in solchen Gegenden, Mangel aller sanitären Vorkehrungen tun das Übrige zur Entwicklung von Pestseuchen und durch den menschlichen Verkehr erfolgt die weitere Verschleppung, selbst nach den fernsten Ländern, wie die früheren Pestepidemien im äußersten Norden von Europa beweisen.

In den ersten 2 bis 3 Tagen sind die Pestbazillen des Infizierten noch nicht so ansteckungsgefährlich für die Umgebung als später. Die Zeit von der erfolgten Ansteckung bis zum Ausbruch der Krankheit (Inkubationszeit) umfaßt 2 bis 7 Tage. Die Pest erscheint unter 2 Formen: als Beulenpest, das heißt mit Drüsenschwellungen, und als Entzündung der Lunge (Lungenpest). Die letztere Form ist die viel seltenere und wohl ausnahmslos tödlich. Der Tod erfolgt bei den Pesterkrankungen am 3. bis 4. Tage nach Ausbruch der Krankheit. Die Sterblichkeit bei der Beulenpest ist 60 bis 90 vom Hundert.

Bei der sofortigen Isolierung der Kranken verbreitet sich die eingeschleppte Krankheit nicht weiter unter der Bevölkerung, wie die Erfahrungen in den Quarantänen erweisen. Auch Abschließung der Gesunden gewährt ihnen Schutz, wie die Erfahrung im Waisenhause in Moskau 1770 lehrte, wo sämtliche Bewohner desselben, obwohl die Stadt ganz durchseucht war, gesund blieben.

Die enorme Bedeutung der Abwehr der Einschleppung der Seuche, der sofortigen Erkennung eines irgendwo vorkommenden Pestfalles, seiner Unschädlichmachung durch Isolierung, sowie der Vernichtung der von ihm ausgehenden Infektionsträger, liegt auf der Hand.

Zur Abwehr der Pest vom eigenen Lande dienen Quarantänen gegenüber verpesteten Nachbarländern, eventuell sogar die Abschließung des Verkehres mit solchen durch einen Militärcordon auf den Landesgrenzen.

In den Quarantänen werden aus verdächtigen Ländern und Orten kommende Reisende durch 15 Tage zurückgehalten und ärztlich beobachtet, ihre Effekten durch überhitzte Luft desinfiziert. Das Gleiche geschieht mit Waren, wobei eventuell gewisse Waren, an denen der Bazillus leicht haftet, überhaupt von der Einfuhr ausgeschlossen werden.

Bezüglich der Erkennung einer Pestgefahr schaut heutzutage der Arzt nicht mehr nach abnormen Konstellationen der Gestirne am Himmel und unheimlichen Wolkenbildungen aus, sondern er untersucht die Auswurfsstoffe eines der Krankheit Verdächtigen unter dem Mikroskop auf Pestbazillen, macht mit jenen Probekulturen auf solche und Probeimpfungen an Versuchstieren.

Statt wertloser Räucherungen mit Kranabethholz und Essig in den Krankenzimmern vergangener Jahrhunderte besitzt die heutige Wissenschaft wirksame Desinfektions- und Vernichtungsmittel gegen den furchtbaren mikroskopischen Feind in Gestalt von Sublimat, Carbol usw., womit sie die Mikroben in der Atmosphäre und den Dejecten der Kranken tötet.

Ein Mittel, um dem Zerstörungswerke der in den Körper eines Menschen eingedrungenen Bazillen Einhalt zu tun, gab es bis vor kurzem nicht, aber geniale und unermüdliche Forscher haben auch auf diesem Wege bereits Erfolge erzielt, die verheißungsvoll genug sind, um die endgültige Bannung des Gespenstes des „schwarzen Todes" in Bälde erwarten zu lassen. Die Bahn zu diesem ungeheuren Triumph der Wissenschaft wies die Entdeckung der Schutzpockenimpfung durch Jenner, den großen Forscher des 18. Jahrhunderts, dessen Verdienst es war, die Menschen von einer der schrecklichsten Infektionskrankheiten, den Blattern, welche sie früher neben der Pest dezimierten, erlöst zu haben.

Schutz der Gesunden gegen die Giftwirkung der Bazillen, also Unempfänglichmachung derselben für die Krankheit und Erfindung eines Gegengiftes gegen den im erkrankten Körper sein Zerstörungswerk vollführenden Giftstoff, also Rettung der Erkrankten waren die Ziele jener Forscher, die zum Teile bereits ihre Verwirklichung durch einen besonderen Zweig der Heilwissenschaft – die sogenannte Serumtherapie gefunden haben.

Schon der große Forscher Pasteur hatte ein Verfahren ersonnen, um durch abschwächende fortgesetzte Züchtung von Infektionsträgern ihre Giftigkeit so zu vermindern, daß er die dergestalt erhaltenen Stoffe Tieren und Menschen einimpfen konnte, ohne ihnen die Krankheit zu verursachen, vielmehr in der Hoffnung, sie widerstandsfähig gegen irgendwie bereits eingedrungene oder sie überhaupt gefährdende Keime der betreffenden Krankheit zu machen. Seine Hoffnungen gingen einigermaßen in Erfüllung gegenüber den Bazillen des Milzbrandes und gewissen Tierepidemien. Erfolgreicher und sicherer erscheint ein anderer Weg, den der deutsche Arzt Behring und der Japaner Kitasato beschritten haben. Sie gingen von der Erfahrung aus, daß man Versuchstiere durch Einspritzung von Stoffwechselprodukten von krankheitserregenden Bazillen (die Toxine, welche Roux entdeckt hatte) in fortgesetzten, sehr kleinen, nicht tödlichen Gaben allmählich so widerstandsfähig gegen das Gift machen kann, daß dann selbst große, sonst tödliche Gaben ihnen nichts mehr anhaben konnten (Immunisierung). Es zeigte sich nun, daß wenn man solchen mit Giftstoff präparierten Tieren (am besten Pferden) Blut abzapfte und das Blutwasser derselben anderen Tieren oder Menschen einspritzte, auch diese widerstandsfähig gegen die Bazillen und deren Stoffwechselprodukte, beziehungsweise gegen die Krankheit, deren Toxine man ursprünglich den Versuchstieren eingeimpft hatte, geworden waren. Das Blutserum bot den abgeimpften Menschen und Tieren nicht bloß gegen die Krankheit eine Schutzkraft, indem die etwa eingedrungenen Bazillen und Stoffwechselprodukte derselben ihre zerstörende Wirkung nicht entfalten konnten, sondern bei rechtzeitiger Anwendung des Serums am bereits von der Krankheit ergriffenen Menschen gelang sogar häufig genug noch die Rettung durch Unwirksammachung der eingedrungenen Giftträger und Gifte. Von dieser großartigen Entdeckung machten die genannten Forscher, sowie Roux zunächst Gebrauch gegen die fürchterliche Kinderkrankheit der Diphtherie, Yersin gegen die Pest, der sich rühmt, von 28 Pestkranken mit seinem Serum 25 gerettet zu haben. (?) Das sind die Erfahrungen und Waffen der heutigen Wissenschaft gegenüber der schrecklichsten aller Seuchen.

---

6. Kapitel.

Die Geschichte der Pesterkrankungen in Wien im Oktober 1898.

AM 19. Oktober 1898 wurde die Bevölkerung Wiens, und mit ihr bald die von ganz Europa, durch die Nachricht erschreckt, daß im allgemeinen Krankenhause ein Kranker mit der indischen Pest behaftet gestorben sei. Es war dies der Diener im pathologisch-anatomischen Institut, Franz Barisch, der im sogenannten Pestzimmer den Dienst seit August 1897 zur Zufriedenheit besorgt hatte, in der Nacht auf den 15. Oktober mit einem Schüttelfrost erkrankt, den Eindruck eines Influenzafalles und dann den eines gewöhnlichen Falles von Lungenentzündung selbst dem durch seine Peststudien in Bombay höchst erfahrenen Doktor H. Müller gemacht hatte. Da aber die Pest auch als Lungenpest (nicht in der gewöhnlichen Form der Beulenpest) auftreten kann (es war die erstere die herrschende Form in dem großen Sterben von 1349) und die Möglichkeit nicht abzuweisen war, Barisch habe sich im Pestzimmer infiziert, so untersuchten die Pestforscher Dr. Ghon und Dr. Albrecht mikroskopisch seinen Auswurf auf Pestbazillen, zunächst mit negativem Resultat, unterließen aber nicht, mit dem Auswurf des Kranken eine Ratte zu impfen und gleichzeitig mit demselben den Versuch der Gewinnung der Reinkulturen von Pestbazillen zu machen.

Vor allem aber wurde der Erkrankte in einer Kammer der 1. med. Klinik (Hofrath Nothnagel) isoliert und sorgfältig durch Dr. Müller beobachtet. Die Krankenpflege besorgten die Wärterinnen Pecha und Hochegger.

Die Untersuchung des Auswurfes des Barisch wurde fortgesetzt. Dr. Ghon und Albrecht fanden darin kleine Lebewesen, von denen es aber vorerst zweifelhaft blieb, ob es Pestbazillen seien. Am 18. Abends erfolgte der Tod des Barisch. Mittlerweile war die Reinkultur von Pestbazillen aus dem Auswurf gelungen und das Versuchstier unter den Erscheinungen der Pest verendet. Sofort wurden die Sanitätsbehörden verständigt, die unverzüglich, um weitere Infektion zu verhüten, die geeigneten Maßnahmen trafen. Die Leiche wurde mit allen erdenklichen Vorsichtsmaßregeln desinfiziert und ehestens beerdigt. Der Arzt des Verstorbenen, um Andere vor Ansteckung zu bewahren, übernahm allein die Desinfektionsarbeiten im Sterbezimmer, wobei er sich wahrscheinlicherweise selbst infiziert hat. Noch am 19. erfolgte die Isolierung des Dr. Müller und der beiden Wärterinnen in den Isolierräumen des Kaiser Franz Josefs-Spitales.

Am 20. Früh erkrankten die Wärterin Pecha, am 21. Mittags Dr. Müller unter den Erscheinungen der Lungenpest, für deren Behandlung und Pflege traten ein der Pestforscher Dr. Rudolf Pöch, der an der wissenschaftlichen Expedition nach Bombay teilgenommen hatte, ferner drei barmherzige Schwestern, Verona Gerhard, Lucretia Kaschuber, Nicolina Janikowsky.

Am 23. Früh erlag Dr. Müller der schrecklichen Krankheit, er, der monatelang während einer Epidemie in Bombay unzähligemale dem Tod ins Auge geblickt hatte und verschont geblieben war. Er endigte wie ein Held auf dem Schlachtfelde, stellte an sich selbst die Diagnose, schrieb seine eigene Krankheit nieder, nahm in ergreifender Weise in einem Briefe Abschied von seinen Angehörigen, sorgte noch tunlichst für die seiner Behandlung übergeben Gewesenen. Am 24. früh Morgens trug man die Überreste dieses unermüdlichen Forschers und heldenmütigen Arztes zu Grabe. Sein Ringen und Streben war die Entdeckung eines Heilserums gegen die schreckliche Krankheit gewesen.

Als durch die Erkrankung Dr. Müllers und der Wärterin Pecha zu befürchten war, daß die Pest weitere Opfer fordern werde, telegraphierten Professor Weichselbaum und Paltauf an das Institut Pasteur in Paris um Pestserum. Unverweilt trat der Laboratoriumchef Dr. Marmorek mit allem verfügbaren Serum die Reise nach Wien an, wo er am 23. Abends eintraf. Noch in der Nacht zum 24. wurde der Wärterin Pecha die erste Injektion damit gemacht, worauf sie sich besser befand. Am 24. wurden Dr. Pöch und das Pflegepersonal mit dem Pariser Serum injiziert, um sie widerstandsfähig gegen Ansteckung zu machen. Während sonst der Tod bis zum 4. Tage eintritt, wurde das Leben der Pecha, wohl auf Grund der Seruminjectionen (Yersin'sches Serum), mittelst welcher sie ungefähr 500 Kubikzentimeter erhalten hatte, bis zum 10. Tage gefristet. Leider konnten sie aber das Geschick des braven, erst 22jährigen, seinem Berufe zum Opfer gefallenen Mädchens nicht wenden.

Bis zu Anfang November verharrte die Bevölkerung in banger Sorge vor neuen Erkrankungen. Ein gnädiges Geschick hat es gewollt, daß sie trotz der am Ursprungsorte der Seuche nicht möglichen untadelhaften Isolierung, dank der rechtzeitigen Erkennung der Gefahr durch die Pestärzte und Bakteriologen (Dr. Ghon und Albrecht) und der energischen und klugen Maßnahmen seitens der Behörden ausblieben. So beschränkte sich diese denkwürdige Wiener Pesterkrankung von 1898 auf ihr erstes Opfer, den Anatomiediener Barisch, dessen Wärterin Pecha und Arzt Dr. H. F. Müller. Den beiden Letzteren, die ihr Leben opferten in Ausübung der Berufspflicht, werden ihre Mitbürger ein dankbares Andenken bewahren.

Über die Umstände der Entstehung dieser drohenden Epidemie ließ sich Folgendes ermitteln:

1897 im Mai waren die von der kaiserl. Akademie der Wissenschaften in Wien zum Studium der Pest entsendeten Forscher Dr. Albrecht, Ghon, Müller nach Wien glücklich zurückgekehrt. Wie aus dem Berichte des Obersanitätsrates Professor Weichselbaum[21] zu entnehmen ist, bestand nach den Intentionen der Akademie die weitere Aufgabe der Doktoren Albrecht und Ghon darin:

---

[21] „Österr. Sanitätswesen". Organ des obersten Sanitätsrates.

1. Durch Tierversuche festzustellen, auf welche Weise und durch welche Eingangspforten der Erreger der Pest in den Organismus einzudringen vermag;

2. ebenfalls durch Tierversuche festzustellen, ob und in welcher Weise eine Immunisierung gegen Pest erzielt werden könne.

In Berücksichtigung der eminenten Bedeutung solcher Forschungen für den Staat, und in Nachahmung des Vorgehens anderer Kulturstaaten, räumte die Regierung den genannten Forschern in dem an das allgemeine Krankenhaus stoßenden pathologisch-anatomischen Institut ein besonderes Zimmer als „Pestzimmer" ein. Mit aus Indien mitgebrachten Reinkulturen von Pestbazillen wurden im August 1897 diese Studien an Meerschweinchen, Ratten und Spanferkeln begonnen. Dank den getroffenen Vorsichtsmaßregeln ereignete sich bis zum vorläufigen Abschlusse der Forschungen anfangs Oktober 1898 kein Unfall, obwohl zahlreiche Sanitätsorgane und Ärzte sich an diesen Studien beteiligten, um sich über Wesen und Erreger der Pest zu belehren. Die gleichen Erfahrungen machte man in Paris, Petersburg, Berlin, Florenz, Bukarest, Liverpool.

Es ist nun keine andere Annahme möglich, als die, daß der Diener Barisch durch einen unglücklichen Zufall, möglicherweise durch temporäres Außerachtlassen der gebotenen Sicherheitsmaßregeln bei der Fütterung, Berührung eines Versuchstieres, den Keim der todbringenden Krankheit in sich aufgenommen hat.

Die Gefahr, in welche die Wissenschaft die Wiener Bevölkerung gebracht hatte, erfuhr von einzelnen Rednern in der 14. Sitzung des Abgeordnetenhauses am 28. Oktober 1898 eine herbe Kritik. Man bestritt die Berechtigung zur Anstellung solcher Versuche überhaupt, wollte sie höchstens abseits von menschlichen Niederlassungen dulden. Graf Bylandt als Unterrichtsminister, und mehrere Abgeordnete nahmen die Wissenschaft gegen solche Angriffe in Schutz, erwiesen die enorme Bedeutung bakteriologischer Forschungen für das Gemeinwohl, denen sich kein Kulturstaat entziehen könne, die Ungefährlichkeit solcher „Laboratoriumerkrankungen" für die Bevölkerung bei zweckentsprechenden Einrichtungen und Versuchsmaßregeln, die Notwendigkeit solcher Institute als Lehranstalten in nächster Nähe der übrigen Universitätsinstitute usw.

Tatsächlich ist eine Gefahr undenkbar in einem isolierten Gebäude, in welchem Zimmer für die mit Peststudien beschäftigten Personen sich befinden, in denen jede Erkrankung solcher solange beobachtet und behandelt werden müßte, bis das Nichtvorhandensein einer Pesterkrankung erwiesen wäre.

Ein erhebendes Nachspiel der Wiener Pestepisode war es, als am 19. November, nachdem schon die Gnade des Kaisers die Verdienste der Betheiligten belohnt hatte, die Gemeindevertretung dieselben durch Verleihung von Salvatormedaillen im Sitzungssaale des Gemeinderates auszeichnete.

7. Kapitel.

Ein Blick in die Zukunft.

ES bleibt mir übrig, zwei Fragen aufzuwerfen und zu beantworten, dahingehend, ob weitere Pestgefahr für Wien besteht und wie groß diese Gefahr, wenn sie zugegeben werden muß, für die Bevölkerung werden könnte.

Die erste Frage läßt sich dahin beantworten, daß eine solche Gefahr nicht verneint werden darf und daß sie vielleicht näher ist, als man es ahnt.

So lange die Zivilisation und mit ihr Kultur, Reinlichkeit, Gesundheitspflege und Sanitätsmaßregeln nicht ihre segensreiche Wirksamkeit in den Ländern des fernen Asiens entfaltet haben werden, sind Pestepidemien dort bestimmt zu gewärtigen. Mit der Zunahme von Handel und Verkehr mit diesen Ländern sind aber auch Verschleppungen der Seuche nach Europa leicht möglich.

Die Pest von Wetljanka 1878 ist ein unanfechtbares Beispiel dafür, und daß die Seuche auf dem gefährlichen Landwege Europa sich neuerdings nähert, beweist die Pest, die gerade in Samarkand wütet. Auf dem langen Seeweg von China und Indien nach unseren Küsten gewähren die Dauer der Reise, internationale Sanitätseinrichtungen unterwegs (Suez) und die Hafenpolizei in unseren Handelsplätzen am Adriatischen Meere, nebst eventuellen Quarantänen, hinreichenden Schutz, höchstens daß einmal durch verseuchte Mäuse und Ratten auf Schiffen, die aus Pestländern kommen, die Seuche nach unseren Seehäfen verschleppt werden könnte.

Anders ist es mit dem nicht so leicht kontrollierbaren Landweg, dessen Dauer durch Eisenbahnen, die in nicht ferner Zeit Pestländer, wie China und Indien, mit Europa direkt verbinden werden, erheblich abgekürzt sein wird.

Der russischen Regierung erwächst damit Europa gegen über eine ernste Pflicht der Wachsamkeit zur Verhütung einer Pestgefahr. In Wetljanka hat sie ihre Leistungsfähigkeit bewiesen und auch in Samarkand scheint sie bereits Erfolg zu haben.

Die von Rußland drohende Pestgefahr wird jedenfalls dadurch gewaltig vermindert, daß dieses große Reich ein Kulturstaat geworden ist und über alle Mittel der Wissenschaft und der Staatsgewalt verfügt.

Wenn auch die Möglichkeit einer Verschleppung der Pest nach der österreichisch-ungarischen Monarchie nicht geleugnet werden kann, so wird doch selbst der Furchtsamste nicht umhin können, zuzugestehen, daß die daraus entstehende Gefahr eine höchst geringe ist, nicht zu vergleichen mit der durch Krankheiten, wie Syphilis und Tuberkulose, die endemisch unter unserer Bevölkerung wüten.

Aus den fernsten Gebieten der Nachbarländer erfahren wir sofort, wenn sich eine Seuche dort zeigt, durch Konsular und Zeitungsberichte von ihrem Bestehen. Unsere Sanitätsverwaltung hat dadurch Zeit genug zur Vorbereitung, zum Schutze der Grenzen. Allenthalben im Reich finden sich in der bakteriologischen Untersuchung erfahrene Sanitätsorgane, und falls irgendwo in der Provinz eine seuchenartige Krankheit sich zeigen sollte, so vermittelt der Telegraph sofort die Kunde davon und können mit dem nächsten Bahnzuge aus der nächsten Universitätsstadt Fachmänner dorthin entsendet werden.

In kürzester Frist ermitteln bakteriologische Untersuchung, Tierexperimente usw. die Natur der Seuche. Fast überall befinden sich allen Anforderungen der Neuzeit entsprechende Spitäler und an wirksamen Desinfektionsmitteln gebricht es wahrlich nicht.

Was die Frage einer Gefahr für Wien selbst betrifft, so gilt alles Erwähnte in erhöhtem Maße für die Reichshauptstadt, die, auf der Höhe der Zivilisation stehend und in ihrer Entwicklung nicht mehr durch Festungswälle und Gräben behindert, eine saubere und gesunde Stadt mit vorzüglichem Trinkwasser geworden ist und eine Pestepidemie gewiß nicht mehr zu befürchten hat.

Die Gefahr, welche von einem künftigen für Reich und Wissenschaft unentbehrlichen Pestlaboratorium neuerlich drohen könnte, ist nicht ernst zu nehmen unter der Voraussetzung, daß dasselbe so eingerichtet wird, wie es den Anforderungen der Wissenschaft entspricht. Dann bräuchten wir, wenn das Unglück wollte, daß Österreich einmal von der Pest heimgesucht würde, auch nicht bei einer anderen Nation, wie diesmal, um Pestserum betteln zu gehen.

Die Oktoberpest des Jahres 1898 in Wien war für die Wissenschaft und für die Bevölkerung gleich lehrreich. Beiden bewies sie, wie furchtbar die Zerstörungskraft mikroskopischer Lebewesen auf den menschlichen Organismus sein kann, aber für das Publikum war sie eine Art Generalprobe, was die heutige ärztliche Wissenschaft und die Sanitätspflege einer solchen drohenden Gefahr gegenüber zu leisten im Stande ist. Obwohl die Krankheit in einer ganz ungewöhnlichen Form auftrat, so daß erst die bakteriologische Forschung ihre Natur enthüllen konnte, obgleich Zeit mit der Isolierung der Kranken verloren ging und die Räumlichkeiten des betreffenden Spitales nichts weniger als mustergültige waren, ließ sich doch die Zahl der Opfer auf drei beschränken und eine große Gefahr von der Bevölkerung abwenden. Das verdankt sie der vorgeschrittenen ärztlichen Forschung und Wissenschaft, die nicht ruhen wird, bis ihr der Schutz der Gesunden und die Rettung der Erkrankten vor der fürchterlichsten aller Seuchen auf dem Wege der Serumtherapie gelungen sein wird.

Daß dies schon jetzt nicht aussichtslos sei, wird wahrscheinlich aus der Tatsache, daß die erkrankte Wärterin Pecha fast dreimal solange am Leben erhalten wurde, als man es ohne Serum beobachtet, und daß von den mit dem selben geimpften ärztlichen und Pflegepersonen der Pestkranken kein weiteres Todesopfer gefordert wurde.

Gelingt der medizinischen Wissenschaft die Erreichung jenes Zieles, wie es ihr bei anderen Seuchen bereits gelungen ist, dann ist sie die größte Wohltäterin der Menschheit.

———————

2. Teil.

Die Pest in Wien 1679 (nach Matthias Fuhrmann) und die Augustinlegende.

Von

Professor Dr. Josef Schwerdfeger.

1. Kapitel.

Die Pestschilderung.

DIE schwerste Heimsuchung für Alt-Wien in den 4 Jahr-hunderten neuerer Geschichte bildete die große Pest von 1679, gleich den beiden Türkenbelagerungen von 1529 und 1683 ein fatales Geschenk des nahen Ostens.

Die leichtlebigen Generationen der späteren Zeit denken kaum mehr an jene furchtbaren Tage, trotz Abraham a Sancta Claras klassischer Strafpredigt „Merks Wien" und selten streift der Blick des Vorübergehenden die Pestsäule am Graben, das großartige Monument der Dankbarkeit Leopolds I. für Erlösung seiner Hauptstadt „von der leidigen Seuch". Und auch sie war gerade 200 Jahre nach dem Geschehnis in Gefahr, vom Erdbo-den zu verschwinden, aus „Verkehrsrücksichten", womit zu allen Zeiten unhistorischer Sinn und gemütsrohes Spekulantentum ihren Vandalismus, der auch Altwien schon die schwersten Wun-den schlug, entschuldigten. Glücklicherweise ist es nicht zur Tat geworden.

Einmal im Jahre indes, zur stillen Frühherbstzeit, werden die im „saisonmäßig" veröffneten Wien Zurückgebliebenen an jene schweren Tage vor 228 Jahren erinnert.

Am Feste Mariä Geburt nämlich ist der „Graben" abgesperrt für den rasselnden Wagenverkehr; eine Prozession bewegt sich von der nahen Peterskirche über die nunmehr stille Straße zur Pestsäule. Es ist ein ergreifender Anblick, die sonst von tosendem Lärm erfüllte Hauptstraße Wiens so ruhig zu sehen, wie anno 1679! Nur die frommen Gesänge des Zuges hallen an die hohen Häuser und bloß aus weiter Ferne her vernimmt man das Brausen der Großstadt. In der allerdings nur eine kurze Spanne dauernden Stille vermeint man das Heer der damals Umgekommenen in der Herbstluft den Gebeten und Fahnen der Prozession nachziehen zu sehen. So hält auch einmal in jedem Jahre das lebende Wien das Gedächtnis jener armen Opfer in würdiger Weise aufrecht.

Wenig oder gar nicht ist es nun bekannt, daß wir über die Pestzeit eine Schilderung besitzen, die in einiger Beziehung hinanreicht an Manzonis klassische Darstellung der Pest in Mailand (1630) im 12. Kap. des II. Teiles seiner „Verlobten". Zwar über die sprachliche Gewandtheit des von Goethe so hochgeschätzten italienischen Klassikers verfügte der schlichte Wiener Paulanermönch nicht. Dennoch aber ist die im folgenden wiedergegebene Schilderung P. Fuhrmanns gerade in ihrer schlichten Sprache von plastischer Lebendigkeit. Alle jene Züge und Einzelheiten, womit Manzonis Kunst fast zwei Jahrhunderte nach dem Geschehnis die Gemüter der Gebildeten erschütterte, finden sich auch bei unserem Wiener Autor. Nun hat er den großen Vorzug, ein fast unmittelbarer Zeitgenosse des Geschilderten zu sein. 1697 geboren, hat er gewiß in jüngeren Jahren viele Überlebende jener Pestzeit noch persönlich gekannt, die Erzählungen aus jenen schweren Tagen mögen seine Jugend erfüllt haben. Er lebte bis 1770. 1782 wurde sein Kloster aufgehoben, nur die Paulanerkirche in der Wiedener Hauptstraße besteht als Pfarrkirche fort. In einer Beziehung freilich unterscheidet sich seine Schilderung von der Manzonis. Der Italiener ist längst in alle Kultursprachen übersetzt, Fuhrmanns Darstellung mit Ausnahme einer einzigen Stelle über den Sackpfeifer Augustin seit 1739 nicht mehr wörtlich wiedergegeben. Das „Nemo propheta in patria" gilt leider und zwar in vollstem Maße für Alt-Wien. Ich glaube daher auch einen Akt der Pietät gegen einen verdienten Alt-Österreicher zu erfüllen, wenn ich diese Pestschilderung in den Hauptstellen wiedergebe. Gleich eingangs möchte ich aber betonen, daß mich, einige Stellen im 2. Kapitel vorliegender Arbeit abgesehen, das rein Medizinische und Statistische hier nicht beschäftigen soll. Diesbezüglich verweise ich auf die treffliche Arbeit Dr. Leopold Senfelders, „Das n. ö. Sanitätswesen und die Pest im XVI. und XVII. Jahrhundert", (Blätter des Vereines für Landeskunde von Niederösterreich, neue Folge XXXIII. Jahrgang).

Was uns hier beschäftigen soll, findet sich im XIV. Kapitel des Fuhrmannschen Werkchens: „Alt- und Neues Wien oder dieser kayserlich und Ertz-Lands-Fürstlichen Residentz-Stadt Chronologisch- und Historische Beschreibung, von den mittleren biß auf gegenwärtige Zeiten, Anderer Theil. Wien, in Verlag und zu finden bei Johann Baptist Prasser, Universitäts-Buch- und Kunst-Handlern, zu St. Johannes in der Wüsten am Kohlmarkte 1739." Da die „Fuhrmännlein", wie sie in Sammlerkreisen heißen (2 Oktavbände „Alt und Neues Wien" und 4 Bände Alt- und Neues Österreich, Wien 1734), die man sich vor wenigen Jahren noch um ein paar Kronen zuschleuderte, nun wie die meisten Viennensia anfangen selten zu werden, ist folgender Abdruck um so berechtigter. Es geschieht nach meinem Handexemplar.

In diesem XIV. Kapitel nun, „Große Pest und andere Wienerische Jahrsgeschichten von anno 1679 biß 1683" berichtet Fuhrmann zuerst, wie gleich im Jänner 1679 die Pestilenz, die in „Hungarn stark zu grassieren angefangen", nun auch nach Österreich und Wien übergreift. Genau wie bei Manzoni in der Mailänder Pest, entscheiden auch jetzt die „Medici", es sei keine wirkliche Pest („kein Formal-Infektion"), wohl aber ein „Morbus contagiosus." Die Ignoranz und Unfähigkeit verschanzt sich also hinter hochtrabenden, der Menge unverständlichen Worten. Erst sehr spät heißt es:

„In Ergründung dieser Seuche waren die Herren Medici nunmehr so weit kommen, daß sie den ersten Angriff im Magen zu geschehen erkennet, worinnen sich von dem eingezogenen Gifft viel Würmer erzeigten, zu dessen Cur der Gebrauch der Citronen die beste Wirkung gethan."

Noch in der warmen Jahreszeit erfreute man sich am Glanz der einrückenden Gesandtschaften, wie auch Pater Abraham berichtete; mit Befriedigung erfuhr man von der strengen Justiz des polnischen Gesandten: „Von des Pohlnischen Gesandten Leuten wurden zu Wien allerhand Insolentien verübt, welcher deßwegen zwei seiner Bedienten offentlich und dergestalt prügeln lassen, daß sie darüber gestorben". Noch am 9. August legte der Kaiser in Gegenwart des gesamten Hofs den Grundstein zur Kirche auf dem Leopoldsberg. „im alten Schloß des hl. Leopoldi".

Da erreichte aber die Seuche auch in der Stadt selbst eine Höhe, daß in wilder Hast flüchtete, wer konnte. Bisher hatten sich die Reichen und Vornehmen damit getröstet, „als wenn dieses nur eine Krankheit für das gemeine und arme Volk wäre, so im Essen und Trinken weder Maß noch Zihl zu halten wußte, und ihnen dannenhero solche verursachete", aber die Krankheit schonte schließlich weder Hoch noch Nieder, weder Reich noch Arm, Jung oder Alt. Im September heißt es „waren um die gantze Stadt herum fast alle Lust- und Wein-Gärten, Gassen und Straßen mit todt- und kranken Leuten angefüllt, so gar, daß man nicht Leute genug haben könnte, die Todten unter die Erde zu bringen" – Eine heroische Ausnahme in der Verwirrung dieser Schreckenszeit bildete der Fürst Ferdinand Wilhelm Eusebius Schwarzenberg (1652-1708), der Obersthofmeister der Kaiserin

Eleonora, Erbauer des vornehmen Palais am Mehlmarkt, das nun auch schon über ein Jahrzehnt der Vergangenheit angehört, der „Pestkönig", wie er genannt wurde. Als tapfere Miliz Christi erwies sich die Geistlichkeit, Weltpriester wie Ordensgeistliche. Nicht wenige bleiben auf dem Felde der Ehre: Schottengeistliche 12, Geistliche im Landhaus 19, Augustiner Barfüßer 13, Kapuziner 38, Karmeliter „auf der Laimgruben" 33, Karmeliter „über der Schlagbrucken" (Leopoldstadt) 11, Michaeler 11, Serviten in der Roßau 12, Jesuiten 36, Dominikaner 13, barmherzige Brüder 18, Augustiner auf der Landstraße 29, spanische Klostergeistliche 7, Dorotheer 2. Paulaner 12, Weltpriester 172. (Fuhrmanns Statistik.)

Und nun setzt die eigentliche Schilderung unseres Autors ein: (S. 991). „Es haben aber vor dieser erschröcklichen Seuche sich unterschiedliche Vorboten spühren lassen und solche zuvor angedeutet, wovon gar viel und unterschiedliches erzehlet worden, wir aber nur etwas weniges hiervon anziehen. Die Hütter in denen Weingarten nächst Wien herum betheuerten eidlich, daß sie im vorigen Herbst, bey der Nacht öffters merkliche Phaenomena und schröckbare Chasmata über der Stadt Wien gesehen, welche, ob sie solche zwar nicht verstanden, doch aus ihrem Erzehlen so viel abgenommen worden, daß sich ungewöhnliche Írrlichter, großer Glantz in der Luft, nichts anders, als ob sich der Himmel aufthäte und spaltete, haben sehen lassen. Seltsam ist auch jenes, was ein Inficierter kurz vor seinem End, mit Trauen und Glauben seines Gewissens, erzehlet; dieser gienge einstens bey später Nachtszeit, doch bey so hell scheinenden Mond, daß er jede Schrift leicht hätte lesen können, aus dem Dorff Hernals nach der Stadt, da er aber von gedachtem Dorff auf nechstes Feld kam, hörte er unfern von danen gantz klar und deutlich Placebo Domino singen. Er stunde still, und glaubte, er höre unrecht, als welches etwa von einer Einbildung herkäme, allein er hörte solches Trauer-Gesang und Todten-Vigil so ausfürlich repetieren, daß er an solchen gar nicht mehr zweiffelte.

Und siehe, in eben der Gegend, wo solches Todten-Gesang erschallte, war nachher ein Todten-Krüfte gemacht und sehr viel der infizierten Todten daselbst begraben. Zu geschweigen von mehr anderen dergleichen vorhergegangenen Zeichen.

* * *

Es fing solches Übel, wie gemeldt, gleich zu Anfang des Jahres an, jedoch nicht unter dem ausdrücklichen Namen einer rechten Contagion, sondern sub specie eines hitzigen Fiebers. Man vertuschte es auch eine geraume Zeit dergestalt, daß viele nicht wußten, ob es auf- oder abnehme, maßen auch einige glaubet, daß es nach Kurzem schon gäntzlich aufgehört. Lnmitten glimmete es, und nahm nach und nach überhand, so daß im Monat Junii die ganze Stadt voll war, und jedermann gewiß wußte, die Leopoldstadt sey mit der Pest angesteckt: und es schiene, als ob die Seuche einigen Regard gegen die Stadt getragen hätte, maßen sei die Stadt übergesprungen und von der Leopoldstadt nur in andern Vorstädten herum gewütet und den Pöbel. die ärmsten Leute in finsteren Winkeln[22] ausgemustert. Endlich nahme sie sich die Keckheit, drang in die Stadt selbst herein und verursachte eine erschröckliche Niederlage unter den Reichen und vornehmsten Adel in den Palästen und prächtigen Gebäuden. Alsdann verspührte und sahe jedermann

---

[22] Hierüber vergl. auch den Bericht des n.ö. Landschaftsarztes Dr. Anselm Daniel Rezer schon anno 1653 bei Senfelder l. c. S. 41: In denselben (sc. Winkeln) ist alles voller Müechteln, Meyß, Wanzen, Fliegenmist und ein solcher Gestankh, daß auch einem, so darbey vorübergehet darüber möcht grausen. Es ist aber kein Wunder, es geschieht nichts darin als Unzucht, Füllerei, ein Mist bleibt ober dem andern liegen, vermodert, verfault und hievon werden dero Leiber, so darinnnen wohnen, angesteckht. Und weilen solche stetiges von nichts anderst als Fresserei und Sauffen in ihren Adern strozen ... erwachset oftmahlen eine verdorbene Faulung in ihnen. auß dieser aber Pest und Pestilenzseuchen."

ganz klärlich, daß im Monat Augusti fast ganz Wien in Zügen lag.

Aber niemand hat von solcher Tragoedie und Trauer Scen mit truckenen Augen erzählen noch schreiben können. Da sahe man ganze Wägen voll der Edlen und Unedlen, Armen und Reichen, Jungen und Alten beyderley Geschlechts durch alle Gassen zum Tor hinaus führen. Fiel eines vom Wagen, so warfen es die Siech-Knecht, nicht anders als ein Stuck Holtz, wiederum hinauf, welches nichts anders als Forcht und Schröcken denjenigen einjagte, welche in den engen Gassen gehend solchen Spektacul entgegen kamen. Diese retirirten sich in die Kirchen, nahmen ihre Zuflucht in die Beicht-Stühle: es begrüßte dort ein Freund den andern, doch mit verhaltenen Mund und Nasen, nahmen vor dieß- und für allemal Urlaub mit nassen Augen, als die einander nicht mehr sehen würden. Der Schmertz und das Leyd waren sonach damit vermehret, da ein Freund dem andern auswiche, ja die Bluts-Verwandten nicht einmal einander besuchten, noch in der Noth beystehen durften. Als das Übel aufs höchste kommen, und dergestalt um sich risse, daß oft 7 Thör der Stadt zu wenig schienen, die Todten und Kranken hinaus zu bringen, und daher die Siech Knechte auch immer abnahmen, so mußte man täglich die Trommel rühren, um andere vor großes Geld anzuwerben, welches fürchterliche Spiel aber, sowohl Gesunden als Kranken, neue Furcht machte. Aus Abgang deren Siech-Knechten mußte man also die Gefängnussen eröffnen, und die auf Leib und Leben sitzende Malefiz-Personen und andere Gefangenen zu jener greulichen Arbeit anhalten. So gar in den Clöstern und geistlichen Häusern, hat der verbitterte Todt derjenigen nicht verschonet, die aus Christlicher Liebe Antrieb in der Seelen-Sorg ausgesetzt und den Betrangten zu helfen sich freywillig dargestellt; denn obschon der Clöster Porten und Thore gesperret, so schliche doch der Todt heimlich und unvermerkt durch die Beicht-Stühle in die Clöster. Er wütete ohne Unterschied wider Weltlich und Geistliche. Es fanden einstens die Siech-Knechte in der Vorstadt beim Zaun des spanischen Clösterls in der Alstergassen einen sitzenden toten Priester, welcher das Diurnale[23] in seinen Händen hatte. Dieses wollten sie ihm mit Gewalt aus den Händen reißen, aber sie konnten es mit aller Macht nicht vollbringen, sondern mußten ihn mit sammt demselben begraben.

Wie gefährlich es vormahls gewesen, und wie leicht ein Mensch die Pest an sich gebracht, erhellet aus folgendem: Um frischen Lufft zu schöpfen, gieng auf ein Zeit ein vornehmer Herr um die Stadt, welchem ein Bettler begegnete, und um ein Almosen ansprache; zu solchem Werk der Barmherzigkeit erzeigte er sich ganz willfährig, greifft in den Sack, gibt ihm, und nahm eilends seinen Weg weiter. Der Bettler siehet, daß seinem Gutthäter aus dem Sack ein Brief entfallen, welchen er aufgehoben, und mit Nachschreyen dessen den Herrn ermahnet. Dieser kehret zuruck, nihmt den Brief zu sich, steckt ihn ein, aber solcher Brief war von dem inficierten Bettler schon inficirt, der Herr empfande sogleich einen ungewöhnlichen Schauer und beschlosse bald darauf, in dem Augenblick mit der Seuche angesteckt, sein Leben.

Was sonst zwischen den Kindern und Eltern passieret. ist nicht zu beschreiben. Offt ward der Vatter todt zur Hauß-Thür hinausgetragen, und die Mutter lag in Zügen: die etwas erwachsene Kinder schryen indessen um Brod und das Saug-Kind schrye und weinte, aus Abgang der Milch, an der Brust der Sterbenden und todten Mutter. Auf nechsten Weg außer Wien nach Himberg, fand man ein kleines unschuldiges Saug-Kind ligen unter dem Eyter einer Gaiß, welches nach Art des Romuli von dem Thier gesäuget worden.[24] Hauffenweiß lieffen die

---

[23] Brevier.

[24] Dies bringt P. Fuhrmann in einem eigenen anspruchslosen „Kupferl". wie er sich einmal ausdrückt, gezeichnet von seiner eigenen Hand. Kunstwerke sind es – mit Ausnahme der meist allegorischen Titelkupfer – nicht, berühren aber durch naive Arbeit sympathisch. Das hier angeführte (S. 995) stellt im rechten Vordergrund das saugende

Kinder denen Todten Wägen, worauf man ihre Eltern ausgeführt, durch Gassen und Plätze nach, und gaben ihnen mit großem Geschrey, Heulen und Weinen das Geleit biß zu den Krüften. Es gab ein so große Menge der armen Waiseln und verlassenen Kindern, so allenthalben herumgeloffen, und nirgend aus gewußt, daß der Magistrat sie auf viel Wagen zusammen setzen und an ein sicheres Ort vor der Stadt bringen lassen. Allein ob sie schon daselbst ein ganzes Kriegs-Heer der Kleinen ausgemacht, so gingen sie doch fast alle darauf, non Marte, sed Morte, und bleiben kaum, so viel über, die nur Schildwach halten mögen. Anbey hatte es in der ganzen Stadt ein wüstes und ganz fürchterliches Aussehen; dort und da sahe man liegen zerstreuet allerhand Kleider, dort ein Paruquen, dort einen Hut, da einen Rock, und wiederum verschiedene schlechte, und allerkostbarste Manns- und Frauen-Kleider. Gantze Haufen der Einrichtung in den Zimmern und Beth-Geräthe lagen vor den Häusern in allen Gässen und Straßen. die man zum Fenstern ausgeworffen und die Federn von den Bethen flogen wie die Schnee-Flocken herum auf allen Plätzen. woraus zum Schein in etwas abzunehmen der klägliche Zustand der so volkreichen Kayserl. Residenzstadt, welche in kurzer Zeit in eine Trauer Schaubühne sich verändert hatte. Es seynd aber unvergleichlich mehr Weibs- als Mannspersonen inficiert worden und darauf gegangen, und zwar aus angebohrner Schwachheit, grösserer Forcht und Schreckens, denen nicht sie sowohl, als jene Widerstand thun können."[25]

Himberger Kind unter der „Grüß" dar. Übrigens ist es gleich den Pestkranken im Vordergrund in antikisierender Manier (vergleiche auch die Reliefs der Grabensäule) als recht kräftig dargestellt. Längst eines Zaunes fährt ein Pestkarren. dessen Kutscher unbarmherzig in die Pferde haut auf die Pestgrube, bei einem steinernen „Marterl", los. Auch Bahren und Sänften streben diesem Ziele zu. Im Hintergrunde die Stadt Wien von der Kärntnerbasteiseite aus mit Palisaden und Glacis, das Kahlengebirge und Dörfer zwischen beiden.

[25] Auch die Pest-Ordnung' von 1675) der Rectores magnifici Mannagetta und Serbait bestätigt S. 28 ff., das zahlreiche Hinsterben der

Um nun aber diesem scheußlichen Pestgemälde einen erfreulichen Epilog nachzusetzen, sei hier die Schilderung mit einem Zitat aus Fuhrmann an früherer Stelle geschlossen. (S. 990.)

„Übrigens hat die grassierende Contagion in Wien dergestalt nachgelassen, daß bey frischer Dezember-Zeit die Woche über in und vor der nicht mehr denn etwa 2 oder 3 Personen gestorben". (Gegen 6475 z. B. noch im Oktober.)

„So befanden sich auch in denen Lazarethen dermalen nicht mehr denn etwa hundert etlich dreißig Personen, so daß man gute Hoffnung hatte, die empfangene Scharte bald auszuwetzen, zumahlen, weil sich nicht allein viel nahrhafte Leute sich hierselbst wieder eingefunden hatten, sondern auch am h. Weyhnachts-Fest in St. Stephans Dom Kirche 95 Paar neuverlobte Braut-Leute sich ehelich zusammen geben lassen."

„forchtsamen" Leute, und S. 43, das der „Weibsbilder" in Pestzeiten, was wohl, wie die spätere Statistik lehrt, mit dem numerischen Überwiegen des Frauengeschlechtes zusammenhängt. Auch die eingeschlossene Lebensweise desselben zur damaligen Zeit mag beigetragen haben. Aber Mannagetta-Sorbait fügen hinzu: „doch werden zu Zeiten Weiber gefunden, welche von dieser zarten Natur ausgenommen, vil ein gröberen Leib, auch dem Sprichwort nach wohl neun Häut haben, die dem Lufft und allen zustehenden Krankheiten mehrer, denn oft mancher Mann, widerstehen können". Auch haben sie beobachtet: „die Faiste, Starke und Wolleibige (Personen), so viel Jahr lang nicht krank gewesen, sein zu Sterbens-Leuffen in größerer Gefahr. als die so schwach und offt krank gelegen, weiln die schwachen Pulster-Pröbst zwar bald darnieder liegen, aber der Krankheiten gleichsam gewohntet, sich desto ehender erholen." (Zitat nach dem Exempl. des Verf.)

2. Kapitel.

Die Augustinlegende.

DIE – übrigens seltenen – Kenner der Alt-Wiener Historie werden sich wundern, daß ich gerade jene Stelle aus dem Pestkapitel Fuhrmanns nicht wiedergab, welche eine unsterblich gewordene Wiener Lokalfigur, den „lustigen Augustin" behandelt. Denn eben jene Stelle galt als die einzige, die uns überhaupt vom Dasein dieses lustigen, ein entsetzliches Pestabenteuer überdauernden Patrons Auskunft gab, Fuhrmann somit als der literarische Stammvater Augustins.

Bisher wurde von allen Bänden Fuhrmanns nur diese eine Stelle zitiert. Die kaum anderthalb Oktavseiten, die vom „lustigen Augustin" handeln, haben P. Fuhrmann mehr Ruhm eingetragen, als die tausende der sonstigen Blätter seines „Alt- und neuen Wiens", „Alt- und neuen Österreichs", so verdienstvoll diese Publikationen auch sein mögen und so sehr es auch P. Fuhrmann selbst verdrossen hätte, nur in dieser einen kurzen Notiz von der Nachwelt beachtet zu werden. An dieser Stelle nämlich (S. 980-981) erzählt er, wie „einer Namens Augustin, der ein Sackpfeifer gewesen" und „wegen eines starken Rausches" zwischen der kaiserlichen Burg und St. Ulrich gelegen sei, von den Siechknechten auf einen Pestkarren aufgelesen und in die Pestgrube geworfen worden sei. Dort erwachte er gegen Morgen, wollte heraussteigen, brachte dies aber wegen der Tiefe der Grube nicht zu Wege und stieg „schmähelnd" auf den Toten herum. „Bis endlich mit anbrechendem Sonnenschein die Siechknechte sich mit todten Leuten eingefunden und ihm herausgeholffen; so hat ihm dieses Nacht-Lager auch nicht das wenigste geschadet."

Dies galt als die Urstelle für die Augustinlegende. Man hat darauf Berge gebaut! Die seit 1703 erschienenen Jahrgänge der „Wiener Zeitung" resp. des „Wiener Diariums" wurden durchforscht, um aus den Listen der Verstorbenen die eigentliche Persönlichkeit des nur aus Fuhrmanns Stelle bekannten Sackpfeifers festzustellen. Man einigte sich auf den 1705 am 10. Oktober im Eßlerischen Haus auf der Landstraße verstorbenen „Marx Augustin". Es klingt dies nicht recht glaubwürdig. Der Beruf des Zitierten ist vom „Diarium" nicht angegeben. Es scheint mir unwahrscheinlich, daß ein Sackpfeifer, also ein fahrender Musikant so lange nach 1679 sich in Wien hätte aufhalten können. Auch hieß der im „Diarium" erwähnte „Markus" („Marx"), gleich dem Geheimschreiber Kaiser Maximilians, und Augustin war bloß sein Familienname. Daß sich das „Augustin" der Erzählung und das: „Ei du lieber Augustin" des Volksliedes auf den Familien-, statt des Taufnamens bezöge, ist geradezu unmöglich. Auch dieses Lied selbst ist umstritten worden. selbst Norddeutschland hat es in Anspruch genommen, während es doch unverkennbar derbe Wiener Ausdrucksweise atmet; der wenig poetische Schluß der Verszeile Nr. 2, „s` Mensch ist hin", weist geradezu auf die Pestzeit, die sich auch sonst in dem grob volkstümlich elegischen Form des ganzen Gedichtes ausspricht.

Am beachtenswertesten scheint noch, was K. F. Schimmer im 2. Bande seiner „Geschichte der österreichischen Kaiserstadt" (gleich Fuhrmanns Werk mit dem Obertitel „Alt- und Neu-Wien") S. 22 und 23 über Augustin und sein Lied mitteilt. Auch er bringt wörtlich die Stelle aus Fuhrmann, und sagt dann: „Es ist nun wohl sicher, daß F. Fuhrmann diese Angabe nicht ganz ohne tatsächlichen Anhalt niedergeschrieben hat, den er vielleicht, da er 1697 geboren war, in einer während seiner Kinderjahre noch lebendigen Tradition über dieses grausige Abenteuer fand."

Dies klingt recht plausibel! Wir werden indes den „tatsächlichen Anhalt" bald kennen lernen: Irrig ist es jedoch, wenn unser Autor fort fährt: „Festzuhalten ist, daß sich sonst nirgends in den mancherlei Quellen auch nur eine Andeutung darüber findet und daß selbst Pater Abraham a Sancta Clara, der die Pestzeit in einem besonderen Werkchen behandelte und den

Wienern mit erbaulichen Nutzanwendungen ins Gedächtnis rief, kein Wort davon sagt". Das ist allerdings bezüglich des Abrahamischen „Merks Wien" von 1680 richtig; wir werden indes eine amtliche Quelle von 1679 selbst kennen lernen, die des Sackpfeiferabenteuers gedenkt.

Bevor ich von dieser handle, bemerke ich kurz, daß ich das Original der Augustin-Stelle Fuhrmanns in einem noch älteren Werk auffand, aus dem es Fuhrmann fast wörtlich entlehnte. Die – bisher einzig bekannte Augustinstelle – die Fuhrmanns, ist also keineswegs eine Jugendreminiszenz des Paulaners, sondern selbst wieder ein Zitat. Ich bringe daher – zum erstenmal – die Urstelle statt der Fuhrmann -Stelle

Sie findet sich in des schlesischen Rechts-Kandidaten Johann Konstantin Feigius, Quartanten „Wunderbahrer Adlers-Schwung etc.", Wien, 1694, I. Teil, S. 335 und 336 und lautet:

„Zu Wienn aber hörte man nunmehr kein ander Lied singen, als dieser ist gestorben, diesser stirbt, vnd jener wird bald sterben, denn in der Stadt waren schon allbereit 300 Häuser gesperret, welche völlig ausgestorben, vnnd ob in beyden Latzareten schon täglich eine große Menge Leuthe begraben worden, so wuchse doch die Zahl der Inficirten darinnen so groß, daß sie sich zuweilen auf die 3000 vnnd mehr Persohnen hinauß erstreckte, so waren auch vmb die gantze Stadt herumb fast alle Lust- vnnd Wein-Gärten, Gassen vnd Straßen mit Toten vnd Kranken Leuten angefüllet, sogar daß man nicht Leuth genug haben kunte, die Todten vnter die Erden zu bringen, vnnd daher es bisweilen geschahe, daß die mit dem Tode allbereit Ringende, auff die Wagen vnter die Todten geleget, vnnd mit einander in die hierzu gemachte Gruben geworffen worden, a l s w i e e i n e m N a h m e n s A u g u s t i n , d e r e i n S a c k - P f e i f f e r g e w e s e n , welcher zwischen der Kays. Burg vnnd St. Ulrich auff selbigem Weg wegen eines starken Rausches gelegen, vnnd geschlaffen hat, begegnet ist, denn dieser Mensch ist von denen Siechknechten ohne einiges Vormerken auf den Wagen, in Ansehung, daß er die böse Krankheit hätte, vnnd in Todts Zügen allbereit begriffen, geladen, nebenst anderen Todten weggeführet, vnnd in eine Gruben geworffen worden, weilen man aber die Cörper nicht eher mit Erden verschüttet, biß eine Reihe derselben nach der Läng vnd Breitten völlig vollgewesen, als ist besagter Mensch, nachdem er die gantze Nacht vnter den Todten ohne Aufhören geschlaffen, erwacht, nicht wissend wie ihm geschehen, oder wie er möge dahin kommen seyn, hat auß der Gruben hervorsteigen wollen, solches aber wegen der Tieffen nicht zuweg bringen können, weßwegen er dann auf den Toten so lang herumb gestiegen, und überaus sehr geflucht, gescholten vnd gesagt hat: wer Teufel ihn dahin mußte gebracht haben, biß endlich mit anbrechendem Sonnen schein die Siechknechte mit todten Leuten sich eingefunden, vnnd ihm herrauß geholffen haben. So hat ihm dieses Nacht-Lager auch nicht das wenigste geschadet.“

Dies ist die Originalstelle, die Fuhrmann mit einigen orthographischen Änderungen und Abänderung des Wortes „geflucht“ in „geschmähelt“ in sein Werk übernommen hat. Ein Plagiat hat er darum nicht begangen. Denn nebst anderen Quellen zitiert er am Schlusse seines die Pest behandelnden XIV. Kapitels loyal auch „Feig part. I. p. 334 seq.“

Fast noch unglaublicher, als die Tatsache, daß Augustin gesund der Pestgrube entstieg, ist die, daß bei aller literarischer Beschäftigung, ja Fehde, wegen der Augustingeschichte bisher noch niemand außer mir die Originalstelle im Feigius entdeckte. Dessen Werk, wohl selten und namentlich für das Jahr 1683 textlich wie illustrativ von höchstem Werte, war 1883 als Nr. 934 in der historischen Ausstellung der Stadt Wien vertreten. Außer der Bibliothek der löbl. Stadt Wien besitzt ein Exemplar die Gräflich Stolbergsche Bibliothek Wernigerode, die Dombibliothek Gran, das Stift St. Florian, das Stift Schotten, die k. k. Hofbibliothek.[26] Die obige Stelle wurde nach dem in meinem Besitze befindlichen Exemplar angeführt.

Feigius hat als näherer Zeitgenosse und Teilnehmer der Ereignisse mehr Wert als Fuhrmann. In seiner ausführlichen Beschreibung der Belagerung Wiens von 1683, deren höchst lebendige, packende Einleitung ich später zu veröffentlichen gedenke, bezeichnet er sich als Teilnehmer und Glied der Besatzung (wahrscheinlich des akademischen Korps), wovon die wahrhaft sprühende Schilderung der Julitage von 1683 genügendes Zeugnis gibt. Indes auch hier wieder „Nemo propheta in patria!"

Daß er auch die Pestnöten von 1679 mitmachte, ist wahrscheinlich; ihm verdanken wir die glaubwürdigste, gleichfalls von Fuhrmann in sein Buch hinübergenommene Peststatistik (Fuhrmanns große Statistik, dagegen „Summarischer Innhalt aller Krüfften" S. 986 ff. ist übertrieben), den Bericht über die greulichen Hausfunde nach der Pest und über die gute Ordnung, die Bischof Kollonitz in Wiener-Neustadt hielt. Es sei somit auch der Schlußabsatz des Pestkapitels bei Feigius hier aufgenommen. Auch Fuhrmann hat ihn bis auf die Kollonitz-Stelle entlehnt. (S. 636) „Damit sich Gott erbarme, vnd diese schädliche Seuche von der Stadt Wien abwenden wolle, als hat der Statt-Magistrat zu Wienn mit Verwilligung der Hochlöbl. Nieder-Oesterreich. Regierung eine Säule mit dem Bildnuß der Allerheiligsten Dreyfaltigkeit, auf dem sogenannten Graben aufgerichet[27], bey welcher den 18. October sich alles Volk, welches in der Statt Wienn, vnd in denen Vor-Stätten der Todt bißhero

---

[26] Nach dem Kataloge der historischen Ausstellung der Stadt Wien 1883, S. 298.

[27] Sie war aus Holz, eine Vorläuferin der steinernen Kaiser Leopolds, die jetzt noch besteht. Ein Flugblatt mit dem Bilde der ersten Pestsäule von höchster Seltenheit im Museum der Stadt Wien. Die neue Pestsäule im Kupferstich schon bei Menken „Leopolds des Großen Leben und Taten" 1709, S. 1076, nebst genauer Beschreibung.

noch hatte leben lassen, mit großer Andacht eingefunden, vnnd ist auch folgenden Tag darauff von der Löbl. Burgerschafft zu besagter Säulen eine sehr erprießliche Procession gehalten worden. Die Überschrift an der Säule, so man der h. h. Dreyfaltigkeit wegen gnädiger Abwendung der Pest aufgerichtet, lautet also:

1. Gloria Patri, et Filio, et Spiritui Sancte: sicut erat in principio, et nunc, et semper, et in saecula saeculorum. Amen.

2. Sancte Deus, Sancte fortis, sancte imortalis, miserere nobis; Et sicut pepercisti clementer contritae Ninivae, sic et parce Viennae. 3. Sanctus, Sanctus, Sanctus! Dominus Deus Zabaoth, plena est omnis terra gloria eius. 4. Sancte trinitas, unus Deus! pro avertenda peste, qua nos punis, Vota Austriae urbisq; Viennensis benigno exaudi!

Weilen man nun nach dieser gehabten Andacht verspühret (wie wohlen die Herrn Medici, jnsonderheit Herr Dr. Paulus de Sorbait etc. das ihrige auch dabei gethan) daß der Contagion, vmb ein ziemliches nachgelassen, als wurden in der Stadt alle Wohnung-Zimmer außgesäubert vnnd geräuchert, man hat aber dorten in etlichen Zimmern, so versperter gewesen, vermoderte Cörper in den Bethen gefunden, vnnd andere neben den Bethern mit Schauffeln zusammenschauffeln müssen. Die Ursach dessen war: Weilen ihnen die Ihrigen vorher synd abgestorben, vnnd niemand gern den andern hat heimgesucht.

Sonsten hat man deren vornehmen Herren Häuser ziemblich leer von den Leuthen gefunden, dieweilen aus manchen über 300 Personen gestorben seynd; die Zahl aber deren jenigen, so vnter währender Contagions-Zeit ordentlich begraben seynd worden, ist folgende:

Im

Januario	410
Februario	359
Martio	3797
April	4963
Mayo	5727
Junio	6557
Julio	7505
Augusto	4517
September	6774
Oktober	6475
November	2400
Zusammen	49486

Und in den Vorstädten 30.470 Personen. Diejenige aber, so man in die Gruben, Gärten bei denen Creutzen, an denen Weegen und Straßen eingescharret, seynd viele, vnnd haben auch nicht können aufgemerkt werden.[28]

---

[28] Diese „kleine Statistik", obwohl, was die Vorstädte anbelangt vielleicht noch zu übertrieben, bringt auch Fuhrmann S. 985; sie ist glaubwürdiger als die große S. 986 mit 122.849 Opfern, so interessant auch die Angabe der Kreuze und Wege, wo die Bestattung vor sich ging, ist. Diese mögen hier angeführt werden:
„In der Roseau vor der Stadt, bey den dasigen 3 Creutzen, Im Auerspergischen Garten, Am Creutz nechst dabey, In der Spital-Au, Auf dem Bergl beym alten Lazarett, Im alten Lazarett, Im neuen Lazarett. Im Freythof, beym neuen Lazareth, In der Alstergassen bei den 3 Crentzen, Bey St. Ulrich in 2 Krüfften, Auf dasigem Feld, Auf dem Schotten Freythof, Anf dem Weeg, bey dem Garten hiebey, Bey dem Crobaten Dörffel, Hinter den Zäunen daselbst, Bey einem Creutz auf der Laimgruben, Auff dem Feld allda hinter den Gärten, Auf der Wien, bey einem Weingarten. Auf der Wieden, hinter den Zäunen auf dem Weeg, bey 2 Creutzen in selbiger Gegend, Im Spital Freythof, Auf dem Freythof bei Nikolstorff, theils auf dem Weeg, theils auf der Hayd am Wiener

Es bliebe vnter anderen Oertern in Oesterreich, so von der Pestilentzischen Seuche seynd angegriffen worden, die Wiennerische Neustatt gleich falls davon nicht befreyt, allein hat allda der Bischoff Herr Graf Leopold von Kollonitz eine solche Ordnung angegeben, vnd halten lassen, daß diese Pestilentzische Krankheit nicht völlig überhand genommen, vnnd gar bald ist gedämpffet worden."

* * *

In Feigius Ausführungen ist der Name Sorbait genannt worden. Dies bringt uns zum Schluß unserer Studie. Jener Sorbait ist niemand geringerer als der Dekan der medizinischen Fakultät im Pestjahr 1679 und der Rektor Magnificus der Universität im glorreichen Jahre 1683. Sein Marmorstandbild prangt am Befreiungsmonument in der Turmhalle des Stephansdomes. Sorbait gab noch im Pestjahr im Auftrag der n. ö. Stände die Pestordnung, die der selige Rektor Magnificus Johann Wilhelm Mannagetta im Manuskript hinterlassen hat, „fleissig revidirt, approbirt, verrichtet" neu heraus. Der Druck erschien gerade im ärgsten Wüten der Pest, wie der Schlußsatz des Titels (zugleich Chronogramm) beweist:

Berg, Bey einem Creutz außer dem Klag~Baum, Auf dem Weg hinter der Favoriten, hin und wieder, Auf der Landstraß, in einer Krufften, auf dem Freythof allda, Bey den 3 Creutzen auf dem Weeg, Bey den Weißgarbern, In der Leopoldstadt, Auf dem Freythof allda hey der Kirchen, Auf dem neuen Freythof, Auf der Wiesen bey der Fahn-Stangen, Auf dem Thabor bey dem Creutz, Im Prater, Im Stadt-Gut, In der Au hin und wieder. An einem Creutz bey St. Brigitta, In Gumbendorf bei 2 Creutzen, und im Garten mehrer Theil Wiener, Auf St. Stephans Freythof, Im Burger-Spital, Auf dem Schotten-Freythof in der Stadt, Bey den Barmhertzigen, Zu Hernals im Freythof, Zu Waring." Für die Topographie Wiens zur Leopoldinischen Zeit ist diese Aufzählung höchst belangvoll; die Ziffer ist wohl übertrieben. da Wien am Ende der Regierung Karls VI. (1740) erst 170.000 Einwohner hatte.

„Anno pestis severe grassantis et plurimos non audita strage interficientis bey Johann Jacob Kürner, einer hochlöbl. N. Oe. Landschafft Buchdruckern 1679".

Diese Pestordnung ist ein wichtiges kulturhistorisch-medizinisches Dokument jener Zeiten. Johann Wilhelm Mannagetta, der verdiente eigentliche Verfasser ruht in der Stephanskirche: wo ihm ein später Enkel, gleichfalls J. W. Mannagetta mit Namen, 1828 im rechten Seitenschiff zunächst dem Aufgang ins kaiserliche Oratorium eine geschmackvolle Grabtafel setzen ließ. Mannagetta (gestorben 31. Mai 1666 im 78. Lebensjahr) wie Sorbait stehen auf der wissenschaftlichen Höhe ihrer Zeit, ihre Bemerkungen über die Luftbeschaffenheit in den alten Städten, über mangelnde Reinlichkeit in den Straßen, über hygienische Sünden in der Lebensführung sind durchaus modern. Ihre Bemerkungen über „den" schlechten Luft (nach dem Genus des lateinischen „aër") in vielen Gassen Alt-Wiens, die Hauptursache der Pest sind treffend; die Schilderung der Unreinlichkeit in der „guten alten Zeit" aber so ekelerregend und zugleich überzeugend wahr, daß wir auf die Wiedergabe verzichten. Es sei, auf das - ohnedies noch gemilderte - Zitat aus dem Bericht Dr. Rezers von 1653 bei Senfelder verwiesen.

Dennoch entsetzen uns bei diesen größten Autoritäten damaliger medizinischer Wissenschaft unglaubliche Naivitäten. So heißt es S. 173: „Wenn die (Pest-) Geschwulst sich erhoben oder einen Schmertzen mit sich bringt, soll er (der Arzt) ein im Sommer durch den Kopf (nicht durch den Bauch) gespiste Krotte mitzwischen in warmem Wasser erweichen, vnd nach abgethanen Laßkopff mit dem Bauch auf die Pestbäule legen, so das Gifft desto kräfftiger wird an sich ziehen, doch wär besser, wenn solche Krotte vorher zu Pulver gestoßen mit gelben Wax vermischt zu einen Pflasterzelten vnd aufgelegt wurde, weil man solches nicht nur bey einem, sondern gar an vilen Kranken kundte gebrauchen."

Oder wenn der sonst so gebildete Mannagetta S.15 bei Beschreibung einer Pest im „Reissischen Lemburg" in Polen anno 1572, die angeblich durch ein Weib gesät worden sein soll, bemerkt: „Man hette aber dem Teufels Aaß die Erden neben anderer Christglaubender Cörper nicht vergönnen, sondern wie anderstwo mehr beschehen, gantz außgraben, vnd zu Aschen verbrennen sollen."

Dagegen ist gleich das nächste Kapitel (das V.): „Wie die Pest durch Versauberkeit der Gassen entstehe" und das VI. „Von der Pest, so auß verderbten Lufft vnd anderer äußerlichen Vrsachen entspringet" vom Gesichtspunkt moderner Hygiene aus vollkommen zutreffend.

Für akademische Größen ist allerdings der Ton der Schrift ein sehr sonderbar grober, zumal wenn sie auf ihre Nebenbuhler. die nicht graduierten Wundärzte zu sprechen kommen. Da heißt es (S. 171): Diese sollen sich nichts unterfangen, „welches sie nicht gelehrnet, vnd jhres Amtts gar nicht ist, sondern sollen vielmehr in acht nehmen, daß sie ausser jhres Pflaster streichen, schrepfen, Bartscheren vnd Ohren butzen, weder auß Geldt oder Ehrgeitz ihre Schranken zu überschreiten gelüsten lassen vnd Doctores seyn wollen, weilen mancher Metzger vnd Fleischhacker mehr Hirn an seinem ledern Wamms oder Hosen kleben hat, als solche wahnwitzige Junckern zu denen jnnerlichen Artzeneyen jn allen jhren Köpffen."[29]

Hier bei Mannagetta-Sorbait findet sich nun die erste Stelle, welche unseres Sackpfeifers Erwähnung tut. Es heißt dort im VII. Kapitel: „Wie vnd wo die an der Pest Verstorbene zu

---

[29] Ich zitiere auch hier wieder nach einem in meinem Privatbesitze befindlichen Handexemplar dieser in Quarto 1679 erschienenen Pestordnung. Das Exemplar zeigt sich durch den soliden Pergamenteinband, zierliche Randleisten und durch den beiden Deckeln in verblaßter Goldpressung aufgedruckten Doppeladler mit dem österreichisch burgundischen Herzschild als zu einstigem amtlichen Gebrauchs bestimmt.

begraben", man solle höchst vorsichtig damit verfahren, auf daß man nicht noch Lebendige in die Grube werfe. Hierfür werden verschiedene Beispiele angeführt, als deren letztes Teil III, S. 127:

„Dergleichen Geschicht erzehlet man auch von einem Sackpfeiffer, welcher im Wirtshaus entschlaffen, für einen Pest-Verstorbenen gehalten vnd in die Grueben auff andere unbedeckte Cörper geworffen, da er aber erwacht und am vm sich griffen vermeint, daß es diejenige wären, mit welchen er getrunken, derowegen vermeint sie zu ermuntern. zog auß dem Sack seine Pfeiffen herfür und pfieffe, dadurch dann die mit einer andern Leich ankommende Todten-Träger nicht wenig erschröckt hat."

Auch hier berührt es wieder seltsam, daß diese Stelle, welche die Augustingeschichte in den Grundzügen wiedergibt, und zwar in einer amtlichen Publikation des Pestjahres 1679 selbst, bislang gänzlich unbemerkt blieb, somit hier zum erstenmal zitiert erscheint. Allerdings ist die Originalausgabe von 1679 selten, doch erscheint das Ganze auch im großen 1727 zu Wien bei dem Universitäts-Buchdrucker Heyinger verlegten Pestbuch „Pest-Beschreibung und Infektionsordnung" in Folio) abgedruckt (S. 70), und der Heyingersche Foliant ist noch in ziemlich vielen Exemplaren erhalten. Die Teilnahmslosigkeit, die man dem so dankbaren Feld der Alt-Wiener Historie, dessen Bestellung das gesamte gebildete Publikum gewiß interessieren würde, entgegenbringt, zeigt sich auch hier wieder. Das „allgemeine Behagen", das nach Goethe entsteht, wenn man die Geschichte der Vorfahren auf eine geistreiche Art wiedergibt, sprießt bei uns wohl recht spärlich hervor! Kehren wir wieder zu unserer Stelle zurück. Die Verwandtschaft mit dem von Feigius und Fuhrmann mitgeteilten ist unverkennbar, trotz einiger Varianten, die sich – wenn ich nicht irre – auch in einer slawischen Sackpfeifer-Geschichte wiederfinden, die allerdings keinen Bezug auf die

Pest hat. Ist die Stelle von dem 1666 verstorbenen Mannagetta selbst noch geschrieben, dann hat sie natürlich auf den Augustin von 1679 keinen Bezug. Nun sagt aber der Herausgeber von 1679, Sorbait, er habe Mannagettas Manuskript „der Preß übergeben ... fleissig corrigirt, wie auch an etlichen Orten von meinem wenigen, so in dieser grassirende Seuch in weiterer Erfahrnus kommen, einigen kleinen Zusatz beygefüget."

Diesen Ergänzungen Sorbaits aus dem Pestjahr selbst glaube ich mit einiger Wahrscheinlichkeit die vorstehende Stelle zurechnen zu dürfen. Gewißheit kann nur das von Sorbaits Hand korrigierte und ergänzte Originalmanuskript bieten, das aber wohl kaum erhalten ist. Jedenfalls war es den Medizinern Mannagetta oder Sorbait wohl nur darum zu tun, ein Beispiel für ihre ärztlichen Zwecke zu bringen. Der Mann als solcher ist ihnen gleichgültig. Der Name desselben ist nicht genannt, die Örtlichkeit nicht festgestellt, nicht einmal Wien selbst beigefügt. Ein seltener Zufall will es bloß, daß die Pestordnung Mannagetta-Sorbaits mit einem Gebet des heiligen Augustin schließt.[30]

Ganz anders der schlesische Rechtskandidat Feigius! Ihn interessiert das Abenteuer vom menschlichen Standpunkte aus. Er nennt den Namen des Sackpfeifers - Augustin – gewiß nur der Tauf- und Rufname, keineswegs der Familienname. Er stellt genau die Örtlichkeit, auf dem später „Glacis" genannten unverbauten Teil zwischen der Burg und St. Ulrich, fest. Auch klingt bei ihm das ganze Abenteuer, wienerisch gesprochen, viel „gemütlicher" nicht so grausig wie bei Mannagetta-Sorbait. Der tröstliche Schluß: „So hat ihm dieses Nacht-Lager auch nicht

---

[30] „Ein kräftiges Gebet deß Heyligen Augustini", wohl vom Verleger angefügt und der beste Beweis, daß man von irdischen Kräften bei dem entsetzlichen Wüten der Krankheit, zumal von den Mitteln der beiden Magnifizenzen nicht viel mehr erwartete.

das Wenigste geschadet", versöhnt mit den vorausgegangenen Schrecknissen. Augustin und sein so glücklich abgelaufener Fall in die Pestgrube bilden auf die Tragödie folgend das Satyrspiel, wie im griechischen Drama. Sollte ihm, und dies ist ja wahrscheinlich, einmal ein Denkmal gesetzt werden, das freilich weniger seiner nicht sehr ehrwürdigen Persönlichkeit gelten wird, sondern dem unversiegbaren Wiener Humor, der sich in ihm verkörpert, – es müßte sich dort bei St. Ulrich erheben. Dort führte ihn der böse Bausch auf den Pestkarren in die Pestgrube, zugleich aber in die Unsterblichkeit des Volksliedes, wo er in den Strophen „Ei du lieber Augustin etc.", fortlebt. P. Fuhrmann nahm dann die Erzählung des Feigius fast unverändert in sein im 18. Jahrhundert vielgelesenes Wiener Werkchen auf und sorgte so für volkstümliche Verbreitung des Pestabenteuers. Die einzige und erste Quelle für dasselbe, wie man bisher glaubte, ist er indes nicht, auch ist Fuhrmann 1697 geboren, Epigone, Feigius aber, der die Belagerung 1683 mitmachte, Zeitgenosse.

Die Bemühungen, Augustin und sein Leben aus dem „Wiener Diarium". das erst mit 1703 einsetzt, feststellen zu wollen, sind aussichtslos. Wichtiger ist die Feststellung der folgenden Tatsache. Von der Pest in Athen, die Thukydides beschreibt, angefangen, bis zur Pest in Mailand im XVII. Jahrhundert hat jede im Gedächtnis der Nachwelt nur Empfindungen des Entsetzens ausgelöst. Scheu floh man die Erinnerung an sie. Auch die Wiener Pest von 1679 war so schrecklich als irgendeine in Athen, Florenz oder Mailand. Aber hier ist es bezeichnend, daß der unbesiegbare Wiener Humor selbst dieser schrecklichen Zeit einen freundlicheren Zug in der Erinnerung zu geben mußte, in der derb-fröhlichen Gestalt Augustins und seines Liedes. Das Leid des Jahres 1679 ist mit den Pestgruben verschwunden, geblieben sind die schönen Figuren der Säule am Graben und die Augustinlegende. Keine Pest der früheren Weltgeschichte hat einen so milden Epilog gefunden! Nur herrlicher und noch edler ist das Erinnerungszeichen an die letzte Pest in Wien, die in den

Tagen Karls IV. – es ist dies der schönste Barockbau der Erde, die Karlskirche.